心理健康教育机制构建与模式创新研究：社区心理

温娟娟 著

延边大学出版社

图书在版编目（CIP）数据

心理健康教育机制构建与模式创新研究：社区心理 /
温娟娟著. -- 延吉：延边大学出版社，2021.11
ISBN 978-7-230-02337-5

Ⅰ．①心… Ⅱ．①温… Ⅲ．①社区服务—心理健康—
健康教育—研究 Ⅳ．①R395.6

中国版本图书馆CIP数据核字(2021)第223638号

心理健康教育机制构建与模式创新研究：社区心理

著　　者：温娟娟
责任编辑：李宝珠
封面设计：王　朋
出版发行：延边大学出版社
社　　址：吉林省延吉市公园路977号　　邮编：133002
网　　址：http://www.ydcbs.com
E-mail:ydcbs@ydcbs.com
电　　话：0433-2732435　　　　　传　真：0433-2732434
发行部电话：0433-2732442　　　　传　真：0433-2732266
印　　刷：北京市迪鑫印刷厂
开　　本：787毫米×1092 毫米　　1/16
印　　张：10.75
字　　数：240千字
版　　次：2022年3月第1版
印　　次：2022年3月第1次印刷
ISBN 978-7-230-02337-5

定价：58.00元

前　言

随着我国社会经济的快速发展，人们的生活节奏逐渐加快，自然环境的失衡和污染，以及不可预期的自然灾害，也加剧了人们对生存环境的危机感。人口的频繁流动、家庭结构的代际变化、人际竞争的愈演愈烈、就业压力的日益增大等社会现状，都使得城乡居民的心理压力逐年剧增。与此同时，家庭和社会对个体的心理支持的减弱，各种心理应激因素越来越多地影响着人们的生活质量和健康水平，焦虑症、抑郁症、心理应激障碍等心理疾患已经成为我国突出的公共卫生和社会问题。心理健康的维护已经成为人类健康工程的关键因素，维持个体的心理健康不仅关系到个体躯体功能的正常运作，更关系到个体心理的正常状态。广而言之，心理健康教育是关系着国家稳定和社会和谐的重要工作。

我们过去很少使用社区这个概念，不过最近几年情况发生了很大的变化。社区一词已在我们的生活中频频出现，以社区的名义开展的活动十分活跃，与社区有关的标识随处可见，因此，现在人们对社区的了解明显增多了。但不可否认，由于这种了解更多的是从自己所在的社区获得的，因而虽很具体却难免有它的局限之处，如有些居民认为社区就是自己居住的小区。社区其实是各式各样、千姿百态的，不能简单地认为社区就是住宅区。

做好社区心理健康教育工作，能显著提高社区居民的幸福感，创造和谐优美的居住环境。本书主要包括社区心理健康教育的理论基础、社区心理健康工作的实施、社区不同人群的心理健康教育、社区常见的心理行为障碍、心理教育举例分析及社区自治、社区心理健康服务的评估、社区常见心理问题干预技术等内容。

由于本书水平有限，时间仓促，书中不足之处在所难免，望各位读者、专家不吝赐教。

目　录

第一章 总 论

那么究竟什么是社区呢？按照社会学家费孝通的描述，社区是若干社会群体或社会组织聚集在某一地域里形成的一个在生活上相互关联的大集体。按照另一位社会学家郑杭生的说法，社区是进行一定活动、具有某种互动关系和共同文化维系力的人类生活群体及其活动区域。这两种说法都很有权威性。而国内流行的是这样一种更为简明的定义：社区是聚集在一定地域范围内的人们所组成的社会生活共同体。以上关于社区的这三种说法虽有一些差异，但并无根本的不同，因为只有关联、互动和有维系的因素才能成为社会生活共同体。

我们既要承认凡是社区都是一定地域之内的人们所组成的社会生活共同体，也要看到，同样是社区，类型差别却可以很大。如：从社区规模看，社区有巨型、大型、中型、小型、微型之分。在这个世界上，大的社区，人口可多达数十万。人们熟知的瑞典斯德哥尔摩市，人口80多万，然而这个市本身却是一个社区，是斯德哥尔摩郡26个社区中最大的一个社区。而小的社区，人数之少还不及大社区的一个零头。挪威最小的一个社区特西拉区是沿海的一个小岛，人口就只有250人。举世闻名的纽约规模很大，但它只划为59个社区，每一管区的人口控制在25万以下。250人与75万人之比为1∶3000。也就是说，同样是一个社区，人口规模几乎相差3000倍。我国经过社区管理体制改革之后，各个社区的人口数差别没有那么悬殊。以北京、南京为例，北京市有3231个社区，南京市有1227个社区，每个社区的人数在几千人至一万人之间。但在实践中，许多人在习惯上仍视街道办事处的管辖区域为社区，这样的社区就相对大一些。可见，社区有的很袖珍，有的很庞大，而有的则大小适中。不论是大是小，各有各的道理，一般说来并无优劣之分，很难一概而论。又如：从社区的主导活动或主要功能看，社区有经济社区、政治社区、文化社区、军事社区等区分。经济社区的经济活动特别频繁，政治社区是许多高层党政机关的驻地，文化社区的高等学府、科研院所或文艺团体比较集中，军事社区则以军事设施和军事活动为主要特色。但这种功能区的划分是相对的。再如：从社区成因看，社区还有自然性社区与法定性社区之分。自然性社区是人们在长期的生产和生活过程中自然而然形成的社区，如农村中的自然村社区、城市中的族裔社区等。法定性社区主要是根据行政管理和社区发展的需要，人为地依法划分的。统计资料表明，北京有3231个社区、南京有1227个社区、巴黎老城区有80个社区、奥斯陆有25个社区、哥本哈根有19个社区、曼哈顿有12个社区等等，这都是法定意义上的社区。当然，自然性社区同时也可能是法定化了的社区。此外，社区还有同质型与异质型以及单一型与混合型之类的区分。在同质型的社区里，其成员的来历、职业或身份具有较大的相似性；在异质型社区里则缺乏这种相似性，因为它是不同群体共处一区；单一型的社区比较典型的是成片的单纯住宅区。社区更多的是混合型社区，社区里不仅各业俱全，而且居民的职业领域多有不同。

成熟的社区会有一些自己的特色。如：国内有些社区因社区服务出色而被称为服务型社区，有些社区因高度重视社区人的终生教育而被称为学习型社区。在国外，特色社区也不乏其例，比如在美国纽约，十分出名的格林尼治村社区办有一份十分有品位的社区报，名字叫"村声"。《村声》虽说是一份发行量只有23万的免费投送的非主流非营利报纸，但据说它的知名度可与《纽约时报》并驾齐驱，普通人如能在该报发表文章则感到莫大的荣幸。《村声》最引人关注的栏目就是社区消息报道。充当居民的喉舌，帮助居民了解社区正在发生的事情，消除居民间的疏离感，鼓励居民参与社区事务的公众对话，是《村声》坚持了数十年的办报方针。它既报道达成一致的意见，也报道不同意见的冲突；既报道社区居民联合行动的成功范例，也报道他们联合行动失败的教训。这些报道为纽约其他社区的居民增加了解决问题的经验，所以每到这张报纸的发行日，读者就会排起长长的队伍。从这个例子可以看出，成熟的社区有自己的"品牌"，而这种"品牌"是植根于社区、水到渠成、深入人心的。

社区的大小不同、功能不同、成因不同、素质不同、特色不同，使得社区之间千差万别，因而不同的社区会有不同的管理、自治、服务和发展等问题要解决。但社区作为人们社会生活的共同体，若要运作顺畅，只注意地域因素、人口因素、设施因素和组织因素是不够的，还必须充分考虑社区人的心理因素，否则这个社区必定缺乏内在的凝聚力，使社区人身在社区而心不在社区。基于当前的城市建设步伐加快、旧城成片改造、住所大量搬迁的时代背景，许多原本互不相识的人迁进了陌生的社区，成为社区里的新居民；此外，许多新小区刚竣工就接纳居民，划为新建社区，尚缺乏社区运作经验，在这种情况下，社区如何在完善设施等物质条件的同时，也重视社区人的心理建设，就显得尤其重要。从实际情况看，社区内人际关系的协调、社区认同感的形成、自治意识的培育、公益行为的彰显、心理健康的维护和各种陋习的消除等等，都应当是社区心理建设的内容。为什么必须物质建设和心理建设双管齐下？因为社区不仅是物质的、可触摸到的，还是精神的、心理的。社区的设施再好，若社区心理建设滞后，人际矛盾丛生，社区人仍无法在社区获得好心情、产生满意感。

第一节 社区心理健康教育概述

一、社区心理健康教育的概念和特点

（一）社区心理健康教育的概念

社区是指居住生活在某一地方的人们结成多种社会关系和社会群体，从事多种社会活动所构成的社会区域共同体。社区由个人、团体或组织构成并相互联系，彼此影响；在长期的共同生活中，同一社区的人群受着共同的利益、共同的文化、共同的价值观的影响，从而表现出相应的行为；社区连接了个人、其他社区甚至整个社会，个人可以属于不同的社区，并进行着人与人之间的互动。

20世纪60年代以来，许多西方心理学者强调在社区的背景中探讨心理学的应用。通过研究，他们发现由心理咨询师或心理医生对个体给予咨询或治疗的心理服务模式，暴露出严重的问题，比如仅靠专业的心理工作者不能很好地解决人们面临的心理与行为问题；职业心理医生数量有限，不能满足社会的需要。社会、经济、文化等其他因素常常会影响心理服务工作的开展。许多心理学家积极参与青少年吸毒和酗酒等问题的研究，但是这些问题不仅是学术问题，同时也是政治和社会问题。因此，一些心理学家在认识个体生活和心理面貌的同时，逐渐把研究兴趣和视野扩大到人们的邻居群体、同伴群体、社会风气和社会规范等方面，并开始意识到社区在预防心理与行为问题的重要作用。在这种背景下，社区心理学就诞生了。

西方社区心理学的基本理论观点，概括起来有以下几点。

第一，社区心理服务和干预的重点是增进个人和社区居民现有的心理防御能力，发展和提高人们的心理能力，而不是治疗人们的病理和缺陷。

第二，以预防和早期干预为重点，可以大大减少那些要求给予心理及药物治疗的人数，因此，社区心理学家的工作应该聚焦于初级预防（预防心理问题出现）和次级预防（在心理症状的早期阶段进行干预），而不是三级预防（对心理障碍的治疗等）。

第三，只有把个人的行为同行为发生的背景联系起来，才能更好地理解人的行为。个体身处的每个社会系统都是其整个生态大系统（包括家庭、学校和社区等）中的子系统，个体与其所处的环境会相互作用。

第四，社区心理学家不但要为部分人提供直接的服务，还要向社区大众广泛传播相关的知识与技能。他们的服务不仅能对个人和小群体产生直接影响，也能对组织、社区乃至整个社会产生广泛的直接或间接的影响。

从 20 世纪 70 年代起，国外一些大学相继开设了社区心理健康课程，一方面针对社区中出现的问题提出解决的策略，如青少年的情绪困扰、酗酒、吸毒的应对策略，对心理障碍者的诊断和治疗，对康复病人的照料等；另一方面对从业人员从理论上、技术上进行系统培训，使他们认识到社区在预防人们心理与行为问题方面的重要作用。在这种背景下，随着社区心理学研究的不断深入，社区心理健康教育逐渐发展起来。

社区心理健康教育是指根据社区生活的特点，借助心理学和相关学科的理论与方法，以提高社区成员的心理健康水平、预防心理疾病、促进身心和谐发展为主要宗旨的教育。简单来说，社区心理健康教育就是在社区开展的为社区服务的心理健康教育。

（二）社区心理健康教育的特点

由于社区环境的独特性，社区心理健康教育有以下特点。

1. 组织范围固定

通常来说，社区居民人口相对固定，由专门的街道办事处、居委会等机构管理和提供服务。

2. 宣教对象多样化

社区居民包括不同年龄阶段、不同职业的人群，心理健康教育的对象多样化。

3. 教育方式多样化

由于社区居民的年龄、性别、职业、心理健康状况等不同，心理健康教育的方式方法也应有所不同，可运用多种方法开展心理健康教育工作。

4. 预防为主，防治结合

西方发达国家的心理健康服务建立了三级预防体系，日益重视心理健康的预防工作，越来越多的国家接受了"预防为主，防治结合"的社区心理健康教育理念。

二、社区心理健康教育的内容和意义

（一）社区心理健康教育的内容

为了使社区心理健康教育能有计划地实施，应当对其工作内容进行界定。我们认为，规范化的社区心理健康教育应当涵盖以下五方面的内容。

1. 宣传心理健康教育知识

根据卫生部（现国家卫生和计划生育委员会）制定的《精神卫生宣传教育核心信息和知识要点》，宣传内容应包含以下要点。

（1）每个人不仅需要身体健康，也需要心理健康。心理健康是健康不可缺少的一部分，没有精神疾病不代表心理健康。

（2）心理健康和精神疾病与躯体健康和躯体疾病一样，是由多个相互作用的生理、心理和社会因素决定的。

（3）每个人在一生中都会遇到各种心理健康问题，重视和维护自身的心理健康是非常必要的。

（4）我国当前重点防治的精神疾病是精神分裂症、抑郁症、儿童青少年行为障碍和老年痴呆症。

（5）怀疑有心理行为问题或精神疾病，要及早去医疗机构接受咨询和正规的诊断与治疗。

（6）精神疾病是可以预防和治疗的。

（7）关心、不歧视精神疾病患者，帮助他们回归家庭、社区和社会。

（8）精神卫生工作关系到社会的和谐与发展，促进心理健康和防治精神疾病是全社会的责任。

2. 搜集并分析社区居民的心理动态信息

了解社区居民的心理动态，是心理健康教育工作的重要内容，也是社区相关部门的工作之一，但是如何借助科学手段搜集并分析相关信息，对他们来说则是一项生疏的工作，社区心理健康教育机构可以在这方面发挥作用。在当前社会大变革时期，对于社区居民的关切点、爱与恨、某些人群的心态发展趋势等，都应有科学的预测，以便积极应对，这不仅有利于居民的心理健康，而且有利于社区的和谐及社会的安定。重要的是要把这种心理动态信息的搜集分析工作经常化，而不是当作应急措施。

3. 关注社区不同群体的心理需求

由于生活在一个相对固定的区域，社区内的居民在心理上有一些共同的需求，因此心理健康教育的内容要涉及大家都感兴趣的共同话题，如"如何管理情绪""如何缓解压力"等；另外针对不同的人群，心理健康教育工作也要涉及专为某一类人群设计的话题，如"亲子关系的处理""青少年教育""婚姻关系的处理""妇女的自我形象""老人的心理保健"等。不仅如此，社区心理健康教育机构还应听取居民的反馈意见，并在群众中征集新话题，跟上时代发展的内容和适应居民变动的新需要。

4. 进行心理辅导和心理咨询

心理辅导和心理咨询是专业性很强的工作，职业操守要求也很高，有两点要求值得重点强调：

（1）心理咨询与心理治疗是两个概念，两者的工作对象和范围有明显的不同，因此社区的心理咨询师只可做与自己的资质相匹配的工作，不可以心理治疗师自居，也不宜自称心理医生，否则对求助者问题的处理和他们本人的自我成长都可能产生消极影响。

（2）心理咨询师除了值班接待求助者之外，还应该主动考虑社区里心理健康问题高发的人群，该预约辅导的预约，该转介治疗的转介，这就体现了一种"预防为主"的精神，不至于使问题积重难返，这样就能使问题发现或解决在社区。从发达国家的实践来看，这至少应该是一个努力方向。

5. 培养社区心理健康教育骨干队伍

拥有自己的骨干队伍，社区心理健康教育才能大范围地开展。应该在社区里对 5 种人进行重点培养和培训，使他们成为社区里开展心理健康教育的骨干力量。这 5 种人是：居委会主任、街道干部、社区健康服务中心相关人员、学校的心理健康教育教师以及社区心理健康宣传员。这项工作很有难度，可以先搞试点，然后将经验逐步推广。

由于社区心理健康教育所面对的对象包括各类人群，因此开展具体工作时，应根据不同人群的特点提供相应的心理健康服务。例如，针对普通人群，主要进行普及性健康宣传教育，通过法规保障相关信息宣传、核心信息宣传、主体宣传教育活动、心理行为问题相关知识和技能教育，针对心理健康的主要危险因素的健康教育，以及健康社区相关行动等形式来实施；对于高危人群及重点人群，主要采用针对性的心理健康指导、针对性的防病知识教育指导、个别心理健康援助，以及定期和不定期的心理疾患相关抽样调查等方式；对于心理疾患早期与心理疾病患者，主要提供心理健康指导、心理技能训练、心理咨询与治疗、转诊服务、病案管理与随访、预防复发与社区康复指导等。

（二）社区心理健康教育的意义

精神卫生问题是全球性的重大公共卫生问题。焦虑症、抑郁症等心理疾患（又称精神障碍）的发生与生理、心理、社会等多种因素密切相关，有效的防治需要医学、心理学、教育学、社会学等多学科共同努力。各国实践证明，在社区层次采取预防措施是控制心理疾患的重要手段之一。随着现代医学的发展，各国均在探讨以社区为基础的心理疾患预防与治疗策略，并且已有研究证实其不仅经济，而且有效。但人们对心理疾患存在广泛的歧视与偏见，导致社区心理健康服务在我国普及率不高，对心理疾患的识别率、治疗率也很低。自改革开放以来，我国的社会经济飞速发展，人们在基本的生活需求得到满足之后，开始追求生活的幸福感和满足感，不仅追求躯体的健康，更追求心理的健康。正如世界卫生组织所提出的，健康是在身体上、心理上、社会适应上都处于完好的状态，而不仅仅是没有疾病或虚弱。人们的健康观念逐渐由"有病治病"向"无病防病"转变，同时对于心理健康服务的要求也随着对于生活质量的追求而愈加多样化。在这样的社会背景下，伴随着社区居民对心理健康更全面的理解，其对心理健康服务也有了更多的需求。对于心理健康服务需求的急迫现状也可以从以下四个问题中略见一斑。

1. 普遍的"亚健康"问题

心理亚健康状态的主要表现是精神疲劳、注意力分散、失眠、紧张、烦躁、抑郁等。北京市属综合医院门诊病人中，心理问题伴发躯体疾病发生率呈明显上升趋势，70%—80% 的病人所患疾病与心理因素、社会因素有关。亚健康问题已经成为影响人民群众生活质量、身心健康，增加社会不安定因素的重要问题之一。

2. 心理疾病患者的比例急剧上升

根据 2019 年的数据显示，目前我国抑郁症患者已超过 1 亿人，中国患有心理问题和精神疾病的人口总数超过 1.7 亿人。北京市各类精神、心理障碍的人口已超过 100 万，在我国疾病总负担的排名中居首位。据预测，今后我国各类精神卫生问题将更加突出。

3. 社区不同年龄段居民的心理健康问题日益突出

随着社区人口结构的变化和生活方式的转变，人们对心理健康的服务有了更多的需求。工作性质和模式的改变、人际关系的疏远、不良生活的方式所引发的和心理因素相关的慢性疾病发病率显著升高。儿童、青少年的心理问题日益突出，受到社会的关注，主要集中在学校以及社区内，主要问题包括社交恐惧、人际关系不适、自卑、考试焦虑、强迫症等，甚至还有青少年网络成瘾、自杀等。这些都使得公众对心理健康服务的需求日益增加。

4. 社区居民危机心理问题亟须关注

社区居民的危机心理主要表现为对人际关系、道德价值等的信任危机，对生产生活、人身及财产的安全危机，对各种自然、社会灾难以及恐怖事件的灾难危机。引发这些危机心理的事件可能有遭抢、被打、遭遇人员伤亡的交通事故、在家庭内部曾遭到其他成员身体上的伤害、患有严重疾病、矿难、海难、空难等。专家研究发现，灾害不仅直接影响生活，还会引起明显的心理痛苦，严重的可引起急性应激障碍、创伤后应激障碍、抑郁障碍和各种焦虑障碍、物质滥用（如药物和酒精依赖、成瘾）等，会阻碍社区建设以及和谐社会的发展。

社区心理健康教育的开展不仅满足了社区居民的内在需要和社会安定的要求，而且还有四方面的重要意义：

（1）有助于增强社区居民的保健意识。社区生活实践表明，虽然关心自我保健的社区居民越来越多，但人们关心的通常是身体保健，而对心理保健不太关心，也不知道应该如何去做。实际上，保健包括身体保健和心理保健两方面，两方面的意识都强，才能形成完善的自我保健意识，从而更好地促进社区居民的健康。而只有把社区心理健康教育切实开展起来，社区居民才会关注心理保健这件事，懂得心理保健的重要性，进而形成解决心理问题的求助意识和互助意识。没有心理健康教育的影响，人们很难自发形成身心双保的自我保健意识。

（2）有助于增加社区居民的正面情绪体验。正面情绪体验主要是指令人高兴的内心感受，也可以说是好心情。没有好心情，再富足的生活也无幸福可言。正面情绪体验对身心健康非常有利。健康心理是需要以大量的正面体验作为养分才能形成的。当然我们也不能说负性情绪体验都是有害的，例如，因做了错事而感到内疚就不能说是有害的。但假如一个人对人对事怀有过多的负面体验，不仅损害自己的身心健康，而且可能对别人的心理健康造成伤害，所以心理健康教育十分关注人的心理体验的性质问题。联系社区实际来看，社区居民经常会感受到工作的变化、生活的甘苦、家庭的离合和人情的冷暖等诸多事件。对于这些事，我们看积极的一面多一些，就多一些正面体验，也就显得更有活力一些，反过来也一样会有无力感。看一个具体的人同样如此，比如说对于一个经常犯错、管教无效的孩子，老师和家长如果光看其消极的一面，就会认定他"一无是处""朽木不可雕"，随之产生一种嫌弃的负面体验，并极可能进而演变为负面的行为，从而使他受到更深的心理伤害。如果由从事心理健康教育的心理咨询师来处理这个问题，那么心理咨询师的做法是，从发现正面的东西入手，耐心努力地发掘这个孩子的优点，逐步让教师和家长看到并承认孩子有优点，以此树立孩子的信心，让孩子心中也有正面的体验，看到希望，完成由"朽木不可雕"向"前途不可限量"的转化。所以心理健康教育是真正以人为本的教育，即使这个人是一个有很多缺点的人，甚至是一个触犯过法律的人，心理健康教育也能发掘其向善向上的潜能，引导其积累正面体验，使之向心理健康方向发展。此外，对病人进行心理健康教育也会有不错的效果。病人通常会有许多负面体验，容易紧张、悲观、失望，但接受心理健康教育后，就可能调整认识，转换心境，增加正面体验，变得能从容应对疾病了。简而言之，心理健康教育是这样帮助社区居民增加内心的正面体验的：借助心理学的理论方法，通过传播心理健康知识改变人的不恰当认识，通过发现和肯定人或事的长处而使人产生正面体验，并以此为基础引导出更多的积极行为。

（3）有助于促进社区的人际和谐。社区内有着多种多样的人际关系，如家庭关系、邻里关系、阶层关系、流动人口与本地居民的关系以及住宅业主与物业管理者的关系等。在一些特殊的大型社区里，人际关系更加复杂多样，例如，它还有一般居民与刑释解教人员的关系需要处理。社区是居民终年生活的场所，人际关系的现状在很大程度上决定着人们能否在此获得幸福、快乐的感受。关系不和谐，硬件再好，居民也难以忍受。有些社区之所以在这方面做得比较成功，一个重要原因就是他们自觉不自觉地运用了一些心理健康教育的理念与方法。在调解纠纷、家庭促和方面，他们提示当事人双方要注意性格的改善，从而达到双方心理能够相容，而不是就事论事地劝架；在促进不同阶层的和谐相处方面，他们既为社区内那些从被征地农民转化而来的新市民做了适应性的培训工作，加速他们融入社区、改变积习的进程，又要求文化层次较高的老居民予以理解和关心。因此，这种阶层上的差异，并没有构成不可调和的心理距离，影响社区的和谐。人际关系能否和谐，是一个人的心理能否健康的重要条件。人际关系融洽，会使人的心理世界平和、充实；人际关系不良，则容易使人患上心理疾病。因此，心理健康教育中非常重视人际关系的教育以及人际关系处理艺术的具体应用。

（4）有助于提高社区居民的心理素质。在国家现代化的进程中，不仅要大力加强经济建设，也要加强人们的心理健康教育。心理健康教育就是大力培育适应时代发展特点的心理素质，对不适应时代要求、不利于身心健康的心理素质予以调整或扬弃。例如，虽然挫折与压力伴随着人类社会的产生而存在，但是当今的时代充满竞争，人们面临的挫折与压力尤为突出，因此如何对待挫折与缓解压力成为心理健康教育的一个基本内容。对于社区居民来说，除了要培养正确的竞争心理和耐挫折、抗压力的能力外，还有一些重要的心理素质需要并且可以从心理健康教育中得到提高。这些素质主要有 6 项：①合理的自我观念；②理性的宣泄方式；③良性的人际互动；④积极的适应能力；⑤强烈的团队精神；⑥浓厚的公益意识。比如，一个人如果对自己评价过低，不相信自己，认为自己一无是处，那么很难让别人也相信他；反之，一个人如果认为自己无所不能，目空一切，那也让其他人很难接近。这就是一个自我评价不合理的问题。又如，人际互动问题，也是社区里一个很现实的问题。"严于律己，宽以待人"，"己所不欲，勿施于人"，这是良性的人际互动态度。社区应避免和拒绝恶性的人际互动：以骂对骂，以打对打。心理健康教育在这方面具有教人如何做人的任务。其他几项素质的倡导，也都可以从社区实际事例中看出其必要性。

因此无论从公众个人健康的角度，还是从减轻国家疾病负担的角度，乃至从维护社会安定团结的角度，心理健康教育都有着重要的意义。

三、社区心理健康教育的对象和任务

社区心理健康教育的对象包括社区内的居民和社区所辖区的各企事业单位、学校、商业及其他服务行业的从业人员，其中，重点人群是儿童、青少年、妇女、老年人、残疾人以及慢性病患者、焦虑症早期人群、抑郁症早期人群、酒精滥用早期人群等脆弱人群。

社区心理健康教育的任务主要包括通过宣传教育，提高社区群众的健康水平与文明素质，帮助辖区居民提高自我保健能力，同时通过加强社区的联合行动，有效地促进创造健康的社区环境。同时，针对社区中常见心理问题的脆弱人群，有效利用并挖掘中国特色的社区资源，探索社区心理健康教育的模式与方法，以降低心理疾患的危险因素、增加保护性因素，为社区心理疾患高风险人群提供规范性的心理健康服务，使心理疾患患者能在社区康复，达到增强社区预防与控制心理疾患的能力。

第二节　社区心理健康教育研究方法

社区心理健康教育的研究涉及的方面很广，不但需要与心理学之外的学科相结合，还需要与许多非专业人员的合作，这就决定了其研究方法的多样性。

一、根据社区心理健康教育实践工作的开展过程和顺序分类

（一）社区心理健康教育的需求研究

首先，通过调查搜集信息，掌握目标社区居民的身心健康状况。信息搜集的方法主要

包括定量和定性两种研究方法。定量研究以抽样调查为主，采用通用的流行病学调查工具开展专项调查以获取信息；定性研究即使用现存资料，即利用文献回顾与分析的方法，以及采取社区咨询会议、个案深度访谈、焦点问题小组讨论和从政府组织机构和服务机构搜集等方式获取居民的心理健康状况信息，也可以社区居民为对象收集社区人群对于心理健康状况的自我评价。

在完成收集前期资料的基础上，根据所获得的信息不但可以了解社区居民对于相关心理健康知识的基本知晓率和健康行为的形成率，而且可以了解他们对于社区资源的利用情况。在社区，可利用的心理健康服务机构既包括精神卫生专业机构、综合性医院的精神卫生或心理咨询部门，又包括教育系统的心理咨询机构、社会心理咨询机构等。在这些信息的基础上，可对社区心理健康服务进行需求分析，为制定干预策略提供科学依据。

（二）社区心理健康教育的干预效果评估

对于社区心理健康教育干预的实施效果，可以通过采用对照研究的方法加以分析。可行性较强的研究方法主要有两种：

第一种为不设对照组的前后测试，即在实施干预前后对目标人群的情况进行比较。在干预前和干预后分别施测，然后通过统计分析比较前后结果，以便对干预效果进行评估。这种评估方法操作简单，节省人力、物力和财力，但是由于未设对照组，在评估中无法排除因其他因素干扰而产生的影响。

第二种为设置对照组的社会实验设计，与第一种方法不同的是，在选择一个具有代表性的社区作为干预组的同时，选择另一个与干预组同质的社区作为对照组。通过对干预组在干预前后的变化和对照组在同时期前后的变化加以比较，对社区心理健康教育干预的效果进行评估。这种评估方法的优势在于，可以通过与对照组的比较排除时间因素、社会因素等对结果的影响，由此得到的对社区心理健康教育效果的评估也更为准确。

二、根据理论研究的角度分类

（一）参与观测法

参与观测法是指研究者"加入"社区，和成员一起生活、工作，对特定的群体进行有系统、有计划的观测，从中发现心理现象产生的原因及其规律的方法。

该方法的优点是使用简便，被观测者处于自然状态，因而获得的资料比较真实，而且能获得大量的内部知识以及对情境的理解。

其缺点是：

（1）由于被观测者处于平常的生活状态，影响其心理活动的因素可能是多方面的，因此，对观测法得到的结果难以进行精确分析。

（2）观测者难以控制研究进程，感兴趣的现象可能没有出现，设计之外的现象却出现了。

（3）观测的结果容易受到观测者本人的兴趣、愿望、知识经验的影响,资料选取容易"各取所需"。

（二）个体定性访谈法

个体定性访谈法是指通过访员和受访人面对面交谈来了解受访人的心理和行为的研究方法。因研究问题的性质、目的和对象的不同,个体定性访谈法有不同的形式。其特征是用合作方法、开放式问题以消除参与者语言和经验的影响,多为小样本研究。

该方法的优点是研究者无须参加所有讨论主题,比参与观测法更标准化,运用面更广,能够简单而迅速地收集多方面的资料。

其缺点是:

（1）访谈法需要专门的技巧,需要受过专门训练的工作分析专业人员。

（2）搜集到的是间接信息,而这些信息往往已经被受访人加工,有所扭曲和失真。

（三）社区个案研究

社区个案研究法是指在一定时间内,对单个社区居民或单个社区进行深入而详尽的观察与研究的方法。

该方法的优点是有机会深入理解心理现象和行为发生的背景,并在背景中理解所发生的变化。

其缺点是涉及案例较少,研究的结果往往缺少普遍性,只适合某些个别情况,所以,在推广结果或做出概括的结论时,应该谨慎。

（四）定量观测法

定量观测法是指从社区研究的大样本中进行标准数据的测量和统计分析的方法。

该方法的优点:它是一种标准化的方法,变量不受实验控制,更具普遍性和实验性。

其缺点是研究者较为依赖以前的知识,因果推理缺乏情境性。

（五）随机区组实验法

随机区组实验法是指利用分组技术将社区成员分成若干个区组,然后进行实验的方法。

该方法的优点是可以对额外变量和无关变量进行控制,可以揭示因果关系,可以重复和检验,数量化指标明确。

其缺点是容易产生主试效应和被试效应,研究者的期待和态度可能会对实验产生影响,同时,被试者意识到自己正在接受实验,也可能干扰实验结果的客观性。

（六）间断时间序列设计法

该方法的特点是在干预之前和干预之后对一个或几个情境进行纵向测量,采用多基线设计。

其优点是可以采用纵向的视角，同时研究多个心理现象或行为，效率高；缺点是比较适合小样本的研究，不能保证取样的随机化。

第三节　社区心理健康教育现状与改善

世界上许多国家都建立了比较完善的社区心理服务体系，社区心理健康教育也发展得相对成熟，而我国的社区心理健康教育工作才刚刚起步，工作基础薄弱，仍然存在很多问题，需要借鉴国外经验，结合本国国情进行发展完善。

一、国外社区心理健康教育现状

（一）"预防大于治疗，整体大于个体"的目标

国外社区普遍将心理疾患的预防当成工作的重点，强调把预防工作放到心理疾患治疗工作的前面，而且许多发达国家都建立了成熟的三级预防体系。国外社区心理健康教育工作强调个体问题是在社区背景中出现的，社区这个整体的健康问题解决了才可能帮助个人解决困扰。因此，在应激事件发生以前对社区做预防工作可防止创伤，阻止个体产生问题。

（二）社区心理健康服务队伍

西方发达国家社区心理健康服务专业队伍的现状是，成熟的社区都会配有专业的社区工作者和心理咨询师，他们已有相对成熟的社区心理健康服务和干预模式。西方国家对于从业人员的要求很高。例如，在美国，心理健康服务人员需获得一定的专业资格证明和一定的实践经验才能上岗。

（三）社区心理健康教育管理模式

在欧美许多国家，其社区心理健康教育管理模式与公司有某些相似之处。例如，在美国，社区心理健康教育机构由董事会管理，社区参与程度很高，与附近的综合性医院关系密切，强调以家庭为中心的服务模式。在英国，社区心理医生与国家卫生主管部门是一种合同关系，他们的收入取决于注册居民的数量、工作年限和从事预防保健的工作量等。而澳大利亚的社区卫生服务的提供者热衷于医疗服务，忽视预防保健，因此政府经常开展一些社区预防保健服务。

对国外社区心理健康教育工作的总结与反思：

第一，国外社区心理健康教育的目标明确、内容丰富、方法多样、队伍建设完整，基本上能够考虑到社区居民的主要需求。

第二，国外社区心理健康教育工作基本是政府引导、社会支持、社区动员。这样既保证了国家政策的方向性，又扩大了社会责任的覆盖面，大大激发了民间的创造性潜力和建设能力，并开发利用了高品质的社区心理健康服务。

第三，各种心理咨询理论和治疗理论为国外社区心理健康教育提供了丰富的理论基础。与此同时，相关机构非常注重心理学在社区的应用，倡导社区心理学与其他学科、与非专业人员加强交流，互相学习。

二、我国社区心理健康教育现状

我国开展社区卫生服务已超过 10 年，对维护社区居民的健康做了大量的工作，社区心理健康促进的工作有了一定的基础。

（一）现有的工作基础

2004 年桂林市设立了全国第一个免费的社区心理健康服务站，专业心理咨询师定期到社区里免费坐诊，开展心理健康教育知识讲座，把心理健康知识带到普通居民身边。2004 年新疆克拉玛依区建立了我国第一个政府主导的专业开展心理健康工作的社区心理健康服务中心，通过心理健康辅导站和心理健康教育工作室积极开展社区心理健康教育工作。实践证明，行政干预与心理健康工作高度结合的三级网络管理模式是和谐、统一、多层次的网络模式，发展态势良好，深刻体现了以人为本、构建和谐社区、提高社区居民心理健康水平的宗旨。2006 年杭州市开展国内第一个社区心理健康服务四级模式，通过社区级、街道级、区级、市级四级心理服务机构，加强心理健康知识的普及宣传教育，提供心理咨询和心理治疗服务，逐步扩大心理危机干预范围，制定心理危机干预预案，对重性精神疾病监护率达 99% 以上。

总之，我国的社区心理健康服务还处于起步阶段，由于各地区经济、文化发展的不均衡，社区心理健康服务质量存在一定的差异。在某些发达城市，有条件的社区正在通过各种努力来尝试提供社区心理健康服务。努力的方向是在原有的医疗服务体系的基础上，逐步把对心理疾病的防治拓展成为心理知识的宣教普及、常规卫生保健、心理疾患的预防和干预等多层次、全方位的服务。

（二）存在的问题

国内有些学者对社区心理健康服务进行了一些研究，分析了当前我国社区居民对心理健康服务的需要、存在的问题以及解决这些问题的建议。吴均林教授于 2004 年曾调查了深圳部分社区的居民对心理健康服务的需求，有 86% 的人认为需要心理健康服务，但与此同时，约 60% 的人对心理健康服务不太了解。很多居民希望社区开展专家咨询和定期讲座，表明社区居民对社区心理健康服务有比较迫切的需求。但是我国目前的心理健康服务基本上仅限于医院心理咨询，远远不能满足社会的需要。国外早已将心理健康服务纳入社区卫生服务之中，并且成为一项十分重要的工作。而我国的社区心理健康教育存在着很多问题，现状不容乐观。

1. 资源未能有效整合，服务体系亟待完善

目前我国从事心理健康工作的主要有卫生、民政、公安系统的精神病专科医院，综合性医院的精神科或心身科，设立在学校的心理咨询中心，社区的精神病康复站与心理指导点，还有近年来兴起的劳动部门主管的社会心理咨询机构。这些服务机构的服务内容与服务对象各有侧重，但均存在一些局限性，难以满足普通人群与心理疾患患者的所有需求。这些心理健康服务机构由于属于不同主管部门与专业资格认证系统，各自为政，单打独斗，缺乏有效的"无缝链接"及转诊机制。因此如何有效整合我国目前心理健康服务资源，完善服务体系，以满足广大民众对心理健康服务的需求，是当前亟待解决的一个关键问题。

2. 对心理健康的公共卫生性质认识不足，未纳入社区公共卫生服务体系

心理疾患属于严重的公共卫生问题和较为突出的社会问题，心理疾患与躯体疾病也密切相关。许多躯体疾病的发生与心理因素有关，许多躯体疾病患者伴有心理问题，忽视心理健康问题会影响躯体疾病的治疗效果，因此应将心理疾患纳入公共卫生服务体系。目前公众与某些政府部门对这一相关性缺乏充分认识，在作为公共卫生服务的大多数社区卫生服务体系中尚未包括心理健康教育工作，导致许多心理疾患患者错过了早期诊治的机会，严重影响了患者的治疗效果。

3. 社会对心理疾患认识不足

虽然各种心理疾患发病率很高，但由于缺乏持续有效的心理健康教育，公众对心理疾患的知晓率很低，缺乏精神卫生相关知识，对心理疾患患者抱有偏见、歧视，甚至排斥的态度，心理疾患患者及其家属也讳疾忌医。2002 年在我国 10 个地区的一项有关精神卫生知晓率的调查显示：基本知晓者仅有 5.9%，较少知晓者则占 65.5%。公众对精神卫生知识的匮乏及对心理疾患的偏见可能是导致心理疾患的识别率低、治疗率低和复发率高的重要原因之一。相关调查还显示，社区居民对心理疾患的认知程度较低，63.3% 的受调查者把精神病和神经病混为一谈；46.5% 的人不知哪里有精神卫生机构；90% 左右的抑郁症患者没有意识到自己可能患有心理疾患，需及时就医；全国地市级以上综合医院对抑郁症的识别率不足 20%；抑郁症患者中只有不到 10% 的人接受了相关的药物治疗。

4. 缺乏专业人员，专业能力不足

心理健康教育工作人员的素质与专业能力是提供高心理健康服务水平的前提，然而目前我国现有心理健康教育队伍严重不足，整体素质偏低，难以满足社会对心理健康服务的需求。如精神卫生专业人员结构不合理、队伍不健全，儿童、老年等专业的精神科医生严重不足，心理健康保健师、临床心理学工作者、精神卫生工作者、康复咨询师则基本缺乏。缺少专门从事社区心理健康教育工作的人员，现有人员成分复杂、缺乏专业培训、服务内容单一，严重影响了心理健康服务的质量。以上海这样一个精神卫生资源相对充足、三级防治网络相对完善的地区为例，目前每个社区的兼职或专职精神卫生防治医生也基本只有1人，需要负责400多名重性精神病患者，连完成基本随访都不可能，更无法开展心理健康教育及社区康复训练与指导。而中等发达国家每10万人就拥有18名精神科康复师和15名精神科社会工作者。根据世界卫生组织2005年发表的全球精神卫生人力资源状况显示，高、中高、中低收入国家每万人拥有的精神卫生社会工作者分别为15.7、1.5和0.3。而在我国，迄今为止每万人拥有的精神卫生社会工作者为0。教育系统的心理咨询机构的工作人员多数不是专业人员出身，有的还是兼职人员，近年来劳动部门主管的社会心理咨询机构的服务人员也很少受过系统专业的训练，这些心理健康服务人员专业素质参差不齐、缺乏系统培训与督导、方法单一，因缺乏精神医学专业知识，难以早期识别心理疾患，缺乏转诊的通道与机制，导致心理疾患的治疗延误。因此，大力加强心理健康服务队伍建设、提高专业能力，是提高我国心理健康服务水平的重要环节。

5. 社区卫生服务机构的功能有待拓展

社区卫生服务机构是社区居民健康的"守门人"，由于其方便、可及性强，对保障社区居民健康起着重要作用。然而长期以来，由于传统医学模式的影响、对心理疾患的偏见等，心理健康教育工作在社区卫生服务机构并未受到重视。有研究显示，来社区服务机构寻求帮助的居民中，很大一部分都存在心理疾患，说明社区居民对心理健康服务存在巨大需求，但就诊时未受到医务人员的关注或者医务人员缺乏相关专业知识，未能进行及时诊治，这是导致接受治疗率低的一个重要原因。因此应在社区卫生健康服务机构中提供心理健康服务，满足广大社区居民对心理健康服务的需求。《全国精神卫生工作体系发展指导纲要（2008—2015年）》中也明确提出："各地要制订政策措施，将精神疾病社区管理、心理健康指导工作纳入社区卫生服务机构、农村医疗卫生机构的公共卫生服务内容。"这说明我国政府已认识到在社区卫生服务机构中开展心理健康教育工作的重要性与必要性，应把心理健康教育整合到社区卫生服务机构中，进一步拓展其功能，更好地满足社区居民对心理生理健康服务的需求。

6. 社区资源未能充分利用

家庭和社区是受到心理疾患影响的直接相关利益群体，也是心理疾患患者获得生活关怀、心理支持、医疗护理服务、经济救助等方面的重要参与者。因此社区在心理健康服务中应起到非常重要的作用。国外研究证实，社区干预模式对心理疾患不仅在疗效上能起到优于医院治疗模式的作用，而且也使得社会资源得到合理运用，降低医疗费用。社区心理健康教育有助于提高公众与非心理专业人员（如综合医院医生）对精神、心理疾患及相关危险因素的认知程度。然而我国社区中很少开展专门的心理健康服务活动。中国有相对完整的社区服务网络与组织结构，在社区健康发展中起着重要积极的作用，许多健康促进项目都是通过社区来实施，充分利用与挖掘社区资源，开展心理健康服务，将会有效促进社区居民的身心健康，降低心理疾患的社会经济负担。

三、我国社区心理健康教育现状的改善

我国的社区心理健康教育工作起步不久，虽然有了一定的工作基础，但是存在很多问题。借鉴国外经验，可以从以下几方面改善心理健康教育的现状。

（一）建立中国的社区心理健康教育模式

目前许多发达国家已建立起心理疾患的三级预防体系，其中一级预防在于通过对普遍性、选择性和针对性的干预措施进行总结，提供能在整个国家和地区实施的有效的策略；二级预防则在于通过早发现、早治疗来降低确诊的精神障碍患者在人群中的患病率；三级预防包括减少残疾、促进康复和防止疾病的复发等。根据国外实践，这种体系有其成功之处，经验值得借鉴，但是中国有着特殊的国情，对于这种体系不能照搬照抄，而应当以中国国情为基础，借鉴国外经验，建立具有中国文化适应性的、以社区为基础的集医学、心理、社会干预为一体的社区心理健康教育模式。

（二）加大政府支持力度

目前我国社区心理健康教育工作宣传普及不到位、覆盖面小，大多数社区居民还没有树立起心理健康服务的消费观念，这是制约我国社区心理健康教育发展的重要原因。同时作为负责财政支撑的政府部门，在资金的投入和支持力度上都远远不够，难以保障心理健康服务的正常运转，这种境况使得心理健康教育工作发展缓慢。随着社会需求的不断增加，政府出台了相关政策，把心理疾病和心理健康指导等工作内容纳入社区公共卫生工作体系。这一举措大大推进了社区心理健康教育的发展。社区心理健康教育服务是良好公共卫生建设的重要组成部分，只有各级政府部门将其列入发展规划，建立相应的组织领导机制，并保证专项资金的落实，才能进一步促进心理健康教育事业的良好发展。

（三）设立社区心理咨询门诊

在社区卫生服务中心或社区卫生医院应设立心理咨询门诊，至少配备1名具备心理咨询师资格的专职医生，购置必要的心理测试和治疗设备，开展治疗工作。医生的主要任务是门诊心理咨询和心理治疗，工作内容为两方面：一方面是对有心理问题的来访者做心理咨询；另一方面是对心理障碍者及身心疾病患者进行心理治疗，对严重心理疾病患者，应迅速和精神科专科医院联系转介。

（四）成立心理健康中心，开展多元化服务

为面向社区居民开展心理健康教育，应在社区成立心理健康活动中心。该活动中心应设立专职负责人，可以聘请少量兼职工作人员开展工作。活动中心的工作应涉及以下方面：

（1）开展形式多样的心理健康宣传工作，例如，编制心理健康宣传材料，建立心理健康宣传栏，进行心理健康普查等。

（2）针对社区不同的人群，活动应涉及一些热点问题，比如青少年教育、择业心理、婚姻心理、人际关系，开展形式可以采取讲座、团体训练以及角色扮演等。

（五）配备心理健康宣传员

在各个街道居委会或卫生室设立心理健康宣传员，可以由基层医生兼任。心理健康宣传员的任务是深入家庭发送心理健康宣传材料，发布心理健康中心的活动信息；及时发现心理困扰及心理障碍者，劝其去心理门诊就诊或参加心理健康中心组织的各项集体活动，尽快摆脱心理困扰。心理健康宣传员是社区居民与心理健康活动中心、心理咨询门诊之间联系的纽带。

心理健康教育工作是一项特殊而意义重大的事业，具有很大的发展前景，但需要党和政府的高度关注，以及全社会对心理健康服务的普遍认同。目前社区精神文明培育已有成功经验，期待利用现有资源的挖掘与整合，包括卫生、教育、心理咨询研究机构，社工协会等联动推进，大力改善社区心理健康教育的现状。

第二章 社区心理健康教育的理论基础

社区心理健康教育是指根据社区生活的特点，借助心理学和相关学科的理论与方法，以提高社区居民的心理健康水平、预防心理疾病、促进社区居民身心和谐发展为主要宗旨的教育。提供社区心理健康服务的工作者，学习心理学基本理论知识，并将之运用到系统的社区心理健康教育中，有助于提高社区居民心理健康的意识，帮助社区居民消除引起心理压力和各种不良心理的因素，预防各种心理障碍，建立良好的人际关系和社会支持系统，保持良好的心理状态，养成健全的人格。

第一节 精神分析理论

精神分析理论也称心理动力学，创始人是弗洛伊德。弗洛伊德原是奥地利维也纳的神经科医生，之后转而从事心理治疗。他独创了"自由联想"法，通过对病人的笔误、口误和自己的深入观察，对许多心理病理现象进行了分析和推理，形成了精神分析学说。其内容主要有：潜意识理论、人格结构理论、性心理发展阶段理论、心理防御机制理论、释梦学说。

一、潜意识理论

弗洛伊德经典精神分析理论中最重要的发现是潜意识。弗洛伊德以一种"心理地质学""心理地形学"的观点，把人的心理活动分为意识、潜意识和前意识三个层次。

（一）意识

意识与语言（信号系统）密切相关，是心理活动中与现实联系的那部分，能被自我所知觉。它是人们当前能够注意到的那一部分心理活动，如感知觉、情绪、意志、思维等，以及可以清晰感知的外界的各种刺激等。意识使个体保持对环境和自我状态的知觉，对人的适应有重要的作用。

（二）潜意识

潜意识是指个体无法直接感知到的那一部分心理活动，主要内容是不被社会规范、伦理道德、理智观念所接受的各种原始的本能冲动、需求和欲望，或明显导致精神痛苦的过去事件，如已经被意识遗忘了的童年时期不愉快的经历、心理上的创伤等，潜意识是整个心理活动中最具动力性的部分，在正常和变态心理机能中均占有非常大的优势，在精确性和复杂性方面完全可以与意识过程相媲美。表面上看，似乎人的心理活动是不连续的，各种念头、某种情感、一个梦或某个病理症状之间似乎并无联系，但在时间背景上，这些心理活动之间的联系存在于心理历程的潜意识部分，而不是在有意识地进行。

（三）前意识

前意识介于意识与潜意识之间，它是曾经属于意识的心理活动，由于与当前现实关系不大或无关，而被排除在意识之外，但可以较迅速、较容易地进入意识领域。前意识的功能是在意识和潜意识之间从事警戒任务，阻止潜意识的本能冲动闯入意识中。前意识的存在保持了个体对欲望和需求的控制，使其尽可能按照现实要求和道德准则来调节，是意识和潜意识之间的缓冲地带。

二、人格结构理论

弗洛伊德认为人格结构由本我、自我和超我三部分组成。它们交织在一起相互作用，各自代表了人格的某一方面，追求不同的目标。人格结构理论强调了心理动力在本我、自我和超我之间的分配与流动。当三者关系协调，人格则表现出健康状况；当三者关系失衡，就会产生心理疾病。

（一）本我

本我又称伊底，即原始的自己，位于人格结构最底层，是人格中最原始的部分。它存在于潜意识深处，是由先天的本能和欲望组成的能量系统，如饿、渴、性等。本我是一切心理能量之源，这些心理能量被弗洛伊德称为力必多，对人格发展尤为重要。它被围困在本我之中，力必多能量的增加导致紧张状态程度的增加，必须通过与外界进行能量交换来减轻紧张状态。人格中的本我遵循"快乐原则"，全部能量用于一个目的——追求快乐，释放紧张以求得个体的舒适、生存及繁衍，而从不考虑是否符合社会道德、外在的行为规范，它是无意识的。婴儿及儿童的行为中体现出更多的本我。随着人格的发展及社会化的过程，本我的活动逐渐处于自我的管理和控制之下。

（二）自我

自我是在婴儿期从本我中逐渐分化出来的，位于人格结构的中间层，是人格中最重要的部分。自我描述的是人格中比较理性、真实及行为导向的部分，是与外部世界交往的唯一源泉，同时存在于意识及潜意识中。从动力角度看，本我的愿望和力必多能量充填到自我，自我成为本我或内驱力的执行者。因此，自我的心理能量大部分消耗在对本我的控制和压抑上，但由于能量不足以控制本我，人格结构中又发展出了超我。自我的任务是协调本我和超我之间的矛盾，一方面寻求合理方式满足本我冲动，另一方面配合超我的要求，缓和冲动以适应外在环境。自我是现实生活的承担者，其活动遵循"现实原则"，通过延迟满足的方式以"现实原则"替代本我的"快乐原则"，如成人的自我所承担的相应功能包括合理愿望的满足、维持生活习惯、经受社会压力、学习和研究、审美或其他艺术上的兴趣等。自我是否对环境有良好的适应体现着心理健康水平的高低，也是判断人格是否成熟的重要标志。

（三）超我

超我是人格结构中代表理想的部分，是个体在长期的社会生活过程中，由社会规范、道德观念等内化而成的，类似于良心与道德，具有良知、理性等含义，大部分属于意识。超我遵循"至善原则"，能按照社会法律、规范、伦理、习俗来辨明是非，分清善恶，因而能对个体的动机行为进行监督管制，使人格达到社会要求的完善程度。

弗洛伊德认为，人格是在企图满足潜意识的本能欲望和努力争取符合社会道德标准两者间长期冲突的相互作用中发展和形成的。一个心理健康的人，他的人格结构的本我、自我和超我三大系统，应形成一个统一而和谐的组织结构，且能密切配合，使人能够有效而满意地与外界环境交往，以满足人的基本需要和欲望。反之，当三个系统相互冲突时，人就会处于失调状态，既不满意外部世界，也不能满足自己的基本需要与欲望，于是产生各种精神障碍和病态行为。

人格的动力状态是由能量在整个人格中的不同分布决定的，而一个人的行为则取决于所具有的动力状态；如果大部分能量被超我控制，则他的行为是很道德的；如果大部分能量被自我所支配，则他的行为很实际；如果大部分能量还停留在本我之中，那他的行为就具有冲动性。

三、性心理发展阶段理论

弗洛伊德认为一个人的内在世界充满了自我与本能或驱动力之间的挣扎。本能是个体基本的发展需求，是需要被满足和表达的，它的根源来自个体内部的需要和冲动，一旦引发兴奋或紧张状态，它将驱使个体采取行动以释放或消除这种紧张。

人类最基本的本能有两类：一类是生本能，另一类是死亡本能或攻击本能。前者包括性本能与自我本能，其目的是保持种族的繁衍与个体的生存，代表了一种进取性、建设性和创造性的活力；后者表现为与生命发展对立的力量，其目的是回归到生命前的无生命状态，代表了一种破坏性、攻击性、自毁性的驱动力。

弗洛伊德认为，性本能对个体人格发展极其重要。凡是能产生快感的行为都直接或间接与性本能有关，性本能是心理能量的原动力，性本能背后的动力能量即力必多。弗洛伊德按照力必多能量贯注身体部位的变化和发展，将人的性心理划分为五个发展阶段，一般人遵循着这些发展阶段逐渐走向成熟，若停滞于某个发展阶段，则会产生病态心理与行为。

（一）口唇期

弗洛伊德将婴儿期称为口唇期（出生至1岁），因为嘴和口腔黏膜构成了满足欲望以及进行交流的最重要的身体部位。心理的性指的是口腔、肛门、肌肉、生殖器和皮肤等部位的躯体感觉，在不同发展阶段，快感集中在不同部位。近年来，持精神分析观点的研究者通过对婴儿的观察发现，婴儿有强烈的交流需要，母亲通过喂奶和照顾等躯体接触和情感交流，建立起安全的母子关系，形成幼儿最初的信赖感、安全感。只有经历了与母亲间固定的、安全的紧密相连的体验，个体化过程才能顺利发展。

（二）肛门期

进入生命的第2年，肛门也成为一个快感集中的区域。同时，肛门和膀胱括约肌的使用也是对权力和意愿的一种躯体表达方式。在肛门期（1—3岁），父母开始培养孩子定时、定点大小便的习惯，孩子则根据自身的快感需求决定是保留还是排泄。这个时期，婴儿通过与父母的斗争，发展了灵活性、独立性和自主性，形成了一些心理特点。肛欲期留下问题的人，在成年时表现的人格特点是：洁癖、刻板、施虐和受虐、过分注意细节、嗜好收集和储藏、强迫、权力欲强等。

（三）性器期

在性感带的发展中，继口腔黏膜及肛门之后，原始欲力的满足转而集中于性器官的部位，此期为性器期。3岁以后的儿童开始懂得了两性的区别，他们表现出对生殖器刺激的兴趣，喜欢触摸自己的性器官。相对于青春期的性冲动，此时躯体的性冲动被称为"婴儿的性"。随着满足的发展，力必多贯注对象开始从自己转移到他人身上，以父母中的异性作为自己的"性爱"对象。于是男孩出现以父亲为竞争对手而爱恋母亲的恋母情结，女孩则出现以母亲为竞争对手而爱恋父亲的恋父情结。这种心理冲突会自行逐渐消失，从原来的敌对转变为以同性父母为楷模，向他们学习和看齐，将父母形象内化发展出成熟的超我，并在心理上进入潜伏期阶段。

（四）潜伏期

在潜伏期（6—12岁），儿童的性心理活动进入一段安静的时期。这时期教育、道德、社会规范的学习带来超我的发展，儿童的性冲动与之对立，儿童对性的兴趣大减，而对动物、运动、自然界的好奇心和学校的学习、同伴的交往等活动日益增加，这时力必多得到了升华。

（五）生殖期

生殖期（12—20岁），躯体和性发育成熟，性的需要转向年龄相似的异性，有两性生活的愿望，有婚姻家庭的意识，这时期以生殖器性交为最高满足形式。至此，性心理的发展已趋于成熟。

弗洛伊德认为成人人格的基本组成部分在前三个发展阶段已基本成型，所以儿童的早年环境、经历对其成年后的人格形成起着重要的作用。儿童时期的创伤性经历、未解决的冲突，在成年期重新活跃起来，对神经症、身心疾病甚至精神病的发生有重要致病作用。

四、心理防御机制理论

心理防御机制是自我为了对抗来自本能的冲动及其所诱发的焦虑，保护自身不受潜意识冲突困扰，而形成的一些无意识的、自动起作用的心理手段。它以某种歪曲现实的方式来保护自我，缓和或消除不安和痛苦。精神分析理论着重描述了如下几种：

（一）压抑

压抑是最基本的防御机制，因为它包含在其他各个防御机制中。每当自我受到来自本我的冲动的威胁时，就通过压抑这些冲动来保护自己，即它强迫某些具有威胁的情感（如性心理活动）进入潜意识。

（二）反向作用

被压抑的冲动进入意识的另一种表现形式是采用某种与它本来面目完全相反的伪装，这种防御机制叫作反向作用。如一个怨恨自己母亲的女孩因社会要求儿女必须爱双亲，所以如果她意识到自己怨恨母亲，就会产生强烈的焦虑。为了避免焦虑，这个女孩就会表现出相反的冲动——爱。但是她对母亲的爱是不真实的。这种爱往往很做作、很夸张和过分。

（三）置换作用

置换作用是指将不能接受的欲望转移到其他各种各样的人和物上，从而使原始冲动伪装或隐藏起来。例如，一个生室友气的女子会将她的愤怒转移到她的雇员、她的宠物猫或一只毛绒玩具上。她对她的室友仍然很友好，但与反向作用不同的是这种友好并不夸张，也不过分。

（四）退行

力必多在通过某个发展阶段之后，如果遇到紧张和焦虑，还可能恢复到早先的阶段，这种现象被称为退行。例如，一个已经断奶的儿童，在母亲生了小弟弟或小妹妹后可能会要求用奶瓶喝奶。在极端紧张的情况下，有的成人可能采取一种胎儿的姿势，有的可能回家找母亲，有的可能卧床不起，似乎在逃避充满威胁的世界。

（五）投射

当一种内部的、本能的冲动太令人焦虑时，自我可能把这种冲动归之于某个外部对象，用这种方式摆脱焦虑，这就是投射机制。投射的本质是在别人身上看到实际上存在于自己心理上的那些不能接受的情感或念头。

（六）升华

升华是将本能欲望导向比较崇高的、为社会所赞许的方向，是对个人和社会都有好处的防御机制。诸如个体在艺术、音乐和文学等创造性文化上的造诣就是升华最明显的表现。

五、释梦学说

弗洛伊德在 1900 年出版的《梦的解析》一书中认为，梦是通向潜意识的一条捷径，梦是对清醒时被压抑到潜意识中的欲望的表达。在睡眠时，超我的检查监督作用松懈，潜意识中的欲望绕过抵抗，并以伪装的方式，趁机闯入意识而成梦。释梦则是去挖掘、寻求梦中隐匿的意义。借助对梦的分析、解释就可以窥见人的心理，发现其潜意识中的欲望和冲突，并可以用来治疗疾病。

第二节　行为主义心理学理论

行为主义于 20 世纪初期诞生在美国，它彻底放弃了传统心理学所研究的意识等主观性概念，主要采用自然科学的研究方法来研究人类的行为，改变了心理学的研究状况。依据其发展的历史脉络，本节主要从三个方面来介绍行为主义理论：经典性条件反射、操作性条件反射和社会学习理论。

一、经典性条件反射

经典性条件反射是俄国生理学家巴甫洛夫首先发现的，他利用条件反射的方法对人和动物的高级神经活动做了许多研究。他的条件反射学说被公认为是发现人和动物学习各种行为的最基本的生理机制理论。美国心理学家约翰华生也做了相关实验，研究人类的行为。

（一）巴甫洛夫经典实验及其理论观点

1. 基本实验

巴甫洛夫及其助手把狗用一副套具固定住，并用一个连接在狗颚外侧的管道来收集狗的唾液，管道再连接到一个装置上，该装置既可以以立方厘米为单位测量唾液的总量，也可以记录腺体分泌唾液的滴数。

实验的程序：巴甫洛夫和他的助手把各种可食用和不可食用的东西放入给狗喂食的容器里，以观察唾液分泌的比例和数量；在放入和不放入食物的同时，结合相应的铃声、脚步声，观察不同时间狗分泌的唾液情况。实验中，他观察到给狗呈现喂食的容器也足以引起狗分泌唾液，或者狗听到铃声和喂狗人的脚步声就会分泌唾液等。

2. **理论观点**

（1）巴甫洛夫用狗、节拍器、唾液分泌装置进行了上述研究。他将上述实验条件下唾液的分泌称为"反射"，即一种对特定刺激自动发生的反应，不需要意识控制或学习。对人来说，唾液分泌也是一种纯粹的反射。假如你在读一本书中的内容，此时要求你尽快地分泌唾液，你一定做不到。但如果你饿了，看到面前有诱人的食物，不管你是否考虑，你都会分泌唾液。

（2）在实验中，狗把一些不是食物的"信号刺激"和食物联系起来，并且做出唾液分泌的反应。由此，巴甫洛夫认为存在两种类型的反射，即条件反射和无条件反射两种。其中无条件反射指有机体生来固有的对保存生命有重要意义的反射，例如，食物吃到嘴里引起唾液分泌的生理反应，此时的食物就是无条件刺激，引起的分泌唾液反应就是无条件反射。而条件反射是通过在有机体大脑皮质上建立起暂时神经联系来实现的，是有机体在无条件反射基础上后天习得的反射，例如，研究助手的脚步声（或铃声）本来不会引起狗分泌唾液，但是当脚步声（或铃声）和食物多次同时出现后，狗听到脚步声（或铃声）就会分泌唾液，脚步声（或铃声）就成为条件刺激，而引起的分泌唾液反应就成为条件反射。

（3）在实验中，中性刺激和无条件刺激多次重复出现于研究中，巴甫洛夫提出了强化和消退、泛化和分化概念，这些概念在行为心理治疗中是非常重要的。

强化和消退：条件刺激与无条件刺激在时间上的结合称为强化，强化的次数越多，条件反射就越巩固。然而，当条件刺激不被无条件刺激所强化时，就会出现条件反射的消退。例如，对以铃声为条件刺激而形成唾液分泌的条件反射的狗，只给铃声，不用食物强化，多次以后，铃声引起的唾液分泌量将逐渐减少，甚至完全不能引起分泌，出现了条件反射的消退。

泛化和分化：泛化指的是在条件反射形成初期，除条件刺激本身外，那些与该刺激相似的刺激也或多或少具有条件刺激的效应，引起条件反射。例如，狗形成了对三声铃声的条件反射（分泌唾液）后，就会对一声或两声铃声做出反应，新刺激与原来的条件刺激越类似，泛化的现象越容易发生。与泛化互补的是分化过程，是指对事物的差别反应。例如，通过选择性强化或者消退会使得狗只对三声铃声做出反应。

（4）人类的许多复杂行为，仅有条件反射是形成不了的，也就是说，有机体可以在已有的条件反射的基础上建立更新的、更复杂的条件反射，这就是二级条件反射或三级条件反射，在人身上则可以建立多级的条件反射。也就是说在已经形成的条件反射的基础上，将条件刺激（如铃声）作为无条件刺激，使它与另外一个中性刺激伴随多次重复出现，就能建立一种新的条件反射。例如，当铃声与唾液分泌的联结建立起来以后，将灯光与铃声反复结合出现，灯光也会引起狗的唾液分泌。

（5）巴甫洛夫条件反射学说可以解释和说明人类的许多行为，人们的日常生活极其复杂，但人可以随机应变，这主要在于人由于条件反射的存在而处于一种半自动化的状态，节省了很多资源来应付其他的事情，但是条件反射也会带来一些负面的作用。例如，恐惧症是从何而来，为何焦虑和不安，你为何不喜欢某种食物，什么是你情绪的来源，广告如何发生作用，你为何在面试或考试时感到焦虑，失眠是怎么形成的，是什么引起你的性欲等问题，都是在无意识或有意识的条件下形成的。对于在无意识中的条件反射所形成的恶习、身心障碍或心理问题，在咨询和治疗中也要使用条件刺激给予清除和击退。

（二）约翰·华生的恐惧实验及其理论观点

美国心理学家约翰·华生指出，情绪反应是人们对环境中某种特定刺激的条件反射，也就是说，人的情绪反应是习得的。华生相信所有人类行为都是学习和条件反射的产物，正如他在1913年发表的著名论断："给我12名健全的婴儿和我可用以培育他们的特殊世界，我就可以保证，对随机选出的任何一名婴儿，我都可以把他训练成为我所选定的任何类型的特殊人物，如医生、律师、艺术家、商界领袖、乞丐或小偷等。"

1. 基本实验

实验的被试者艾尔伯特是一名11个月大的心理和生理健康的婴儿。条件刺激是一只小白鼠。艾尔伯特对小白鼠的最初反应是好奇、感兴趣并试图触摸它。无条件刺激是用锤子敲击铁棒发出的巨大的声音，会引起艾尔伯特的害怕、哭泣和爬开。随后的实验中，向艾尔伯特同时呈现小白鼠和令人恐惧的响声，即在他正要伸手摸小白鼠时，突然敲响铁棒，这一过程重复了3次。一周后，重复同样的过程，在白鼠和声音的配对呈现7次以后，不出现声音，单独向艾尔伯特呈现白鼠时，他对白鼠产生了极度恐惧，大哭并转身，飞快地爬开，远离白鼠。艾尔伯特这一新的情绪行为反应的建立过程，即对于一种物体从没有恐惧到产生恐惧，只有短短的一周时间。

2. 理论观点

（1）约翰·华生在这个实验研究中得出，人类的所有行为都是源于学习和条件反射，同时证实了人们的行为来自无意识这一论断是错误的，并把其研究推论到其他情绪中，如愤怒、愉快、伤心、惊讶或厌恶等。同时，约翰·华生的研究被很多关注恐惧症产生原因和治疗方法的研究所采用。

（2）一个弗洛伊德主义者会把吸吮拇指当作追求快乐的本能表现。然而，华生却认为，假如艾尔伯特在他感到恐惧时吸吮拇指，并且拇指一放到嘴里就感到不害怕了，这种吸拇指的行为是一种阻碍恐惧产生的条件反射。

（3）约翰·华生及其助手后来又想到艾尔伯特会不会对其他类似的白色物体发生恐惧反应，于是又做了相关的实验。研究证实了这一猜想，由此就再次验证了对恐惧的泛化问题。约翰·华生等人做的恐惧实验，原计划在后期要给艾尔伯特矫正以消除他的恐惧行为，但由于艾尔伯特转院而没有做成。该实验严重违反了伦理道德，但是也留给我们一笔巨大的财富——情绪行为可以通过简单的刺激—反应手段成为条件反应。

二、操作性条件反射

操作性条件反射理论体系形成于 20 世纪 30 年代以后，在心理治疗中，贡献较为突出、体系较为完整的是斯金纳的操作性条件反射。

（一）基本实验

30 年代后期，斯金纳为研究操作性条件反射精心设计制作了一种特殊的仪器，即斯金纳箱，斯金纳称它为条件反射箱。

斯金纳箱是动物学习实验的自动记录装置。它是一个长、宽、高大约各为 0.3 米的箱子，内有杠杆和与食物储存器相连接的食物盘。斯金纳早期都是用白鼠做实验，在箱内的白鼠按压杠杆，就有一粒食物滚入食物盘，白鼠便获得食物。一只饥饿的白鼠进入箱内，开始时有点胆怯，经过反复探索，会做出按压杠杆的动作，就会有食物进入。随着实验过程的进展，白鼠为了获得食物还会表现出有意地不断按压杠杆，从而形成饿鼠按压杠杆取得食物的条件反射。如果需要的话，实验者能通过控制食物的发放而强化某种特定的行为。

后来斯金纳改用鸽子做了一个非常有趣的"迷信行为实验"。研究者采取特殊的控制使得鸽子建立条件反射来观察其特殊行为，或者称为迷信行为，即一种并不存在的因果关系的出现。所有鸽子在测试时处于饥饿状态，以增强其寻找食物的动机，同时增加强化的效果。斯金纳箱里有食物分发器，每隔 15 秒自动投放食物，也就是说，不管鸽子做了什么，每隔 1 秒都将获得一份食物，即强化。之后，他让每只鸽子每天都在实验箱里待几分钟，对其行为不做任何限制，观测记录鸽子的行为表现，尤其是两次食物投放期间的行为表现。通过对这些记录的归纳分析，斯金纳发现，鸽子们在食物发出之前的时间里出现了一些古怪的行为，并由于食物的出现而被固着下来。有的鸽子在箱子中逆时针转圈，有的鸽子反复地将头撞向箱子上方的一个角落。也就是说，鸽子们变得迷信了，迷信这些动作会给它们带来食物。随后，斯金纳选了一只摇头的鸽子继续实验。当他把两次投放食物的时间间隔慢慢拉长到 1 分钟时，他发现在两次强化间的 1 分钟内，鸽子摇头的行为表现得更加卖力，竟像是在表演一种舞蹈，他称之为"鸽子食物舞"，那是一种典型的迷信行为。最后，实验要消除鸽子的这种迷信行为，即实验箱中的食物不再出现。然而，令人惊奇的是，这只"跳舞"的鸽子在迷信完全消退前的这种反应次数竟超过了 1 万次。斯金纳由此认为，该实验证明了一种迷信。鸽子行为的依据是行为和食物间的因果联系，虽然这种联系实际上并不存在。

从鸽子的迷信实验中，我们还可以看到，当某种行为只是偶然被强化一次，它就变得非常难以消除。这是因为人们的期望值很高，期望迷信行为会产生强化的后果。迷信行为也得到人们的广泛研究，大部分心理学家认为，迷信行为存在一定的积极功能。当一个人身处困境时，迷信行为经常能产生力量，让他不再失控。研究发现，从事危险职业的人比其他人更加迷信。有时，通过迷信行为带来的力量感和控制感能降低焦虑、增强自信心，进而提高成绩。

（二）理论观点

（1）斯金纳的理论用一句简单的话来说就是：在任何特定的情境下，你的行为都很可能伴随着某种结果，比如得到赞扬、报酬或解决问题后的满足感，那么今后在类似的情况下，你很可能重复这一行为；这些结果被称为"强化"。如果你的行为伴随着另一种结果，比如疼痛或尴尬，那么今后在相似的情况下，你将很少会再重复这一行为；这些结果被称为"惩罚"。强化和惩罚是斯金纳的操作性条件反射的两个基本过程。

（2）斯金纳对强化和惩罚又做了更为详尽的论述：强化是指在强化物的作用下行为的加强。强化有正性强化和负性强化，它们都会增加这种行为在将来出现的可能性。正性强化指一个行为发生之后，随着这个行为出现了刺激的增加或刺激强度的增加，导致了行为的增强。负性强化指一个行为发生之后，随着这个行为出现了刺激的消除或者刺激强度的降低，导致了行为的增强。

惩罚是指在一个具体的行为发生之后立刻跟随一个结果，于是，将来这个行为不太可能再次发生（行为被弱化了）。惩罚在行为矫正中同样具有一定意义。惩罚同强化一样有正性惩罚和负性惩罚，它们都会减少某种行为将来出现的可能性。正性惩罚指一个行为发生后跟随一个刺激物的呈现，并出现了一个结果，导致将来这个行为不太可能再次发生。负性惩罚指一个行为发生后跟随一个刺激物的消除，并出现了一个结果，导致将来这个行为不太可能再次发生。

（3）关于操作性条件反射的消退，斯金纳认为："如果在一个已经通过条件化而增强的操作性活动发生之后，没有强化刺激物出现，它的力量就削弱。"可见，与条件作用的形成一样，消退的关键也在于强化。例如，白鼠的压杆行为如果不予以强化，压杆反应便停止；学生某一良好反应若未能受到教师充分的关注和表扬，学生最终就会放弃做出良好反应的努力。而且，斯金纳强调反应的消退表现为一个过程，即一个已经习得的行为并不即刻随强化的停止而终止，而是继续反应一段时间，最终趋于消失。在实际治疗中，只要咨询师对期望的某种行为予以奖励，这种行为就会获得强化，反之就会消退。若施加惩罚，就会加快消退的速度。

（4）斯金纳认为，行为矫正正是通过积极的强化来改变行为的一种手段。斯金纳根本不承认有心理疾病一说，他认为任何不好的行为都是强化所致，于是也不存在传统心理学所认为的内因论。例如，有人把神经症和失调行为归结为机体生理上的原因，而他认为这是惩罚过分的操作结果或者是控制不当引起的。任何个体和个体、团体和团体之间都有一种控制关系，控制是应当的，但是也往往会出现控制不当的行为。此外，斯金纳特别指出负强化物在行为矫正中扮演的作用，以及惩罚在行为矫正中的使用。总之，行为矫正的本质是通过积极的强化来改变人类的行为。

三、社会学习理论

巴甫洛夫的条件反射学说和斯金纳的操作性条件反射学说都忽视了行为的内部过程和学习过程中的认知因素。班杜拉的社会学习理论是在米勒和多拉德的社会学习论的基础上发展而来的。班杜拉在1969年明确指出，"所有来源于直接经验的学习现象都可通过观察他人的行为及其所体验到的结果，在替代的基础上发生"，进而提出了观察学习的概念。班杜拉及其助手设计出了著名而又有影响力的"波比娃娃"儿童模仿攻击行为实验，下面简要介绍班杜拉的这一经典实验和相关观点。

（一）基本实验

"波比娃娃"儿童模仿攻击行为实验的研究者让儿童分别观察两名成人，一名表现出攻击行为，另一名不表现出攻击行为。无论是在攻击情境还是在非攻击情境中，榜样一开始都先玩拼图玩具。1分钟后，攻击性榜样便开始用暴力击打波比娃娃，例如，坐在它的身上、反复击打它的鼻子、击打头部并伴随有攻击性语言等，对于所有的攻击条件下的被试，接收到的榜样行为程序是一样的，且榜样行为持续近10分钟。另一组是在无攻击行为情境中，榜样只是认真地玩10分钟拼图玩具，完全不理会波比娃娃。班杜拉在这两种情境下观察儿童的行为习得情况，得出一些相关的结果。

班杜拉使用类似"波比娃娃"儿童模仿攻击行为实验的研究方法，考察了电视或其他非人类的攻击榜样对被试的影响力，并且研究了在特定的条件下榜样的暴力影响可以被改变。先给儿童看成人攻击行为的电影，让儿童看到不同的奖励或惩罚，接下来，就让儿童进入一间游戏室，里面放有一个同样的充气人以及这个成人榜样使用过的其他物体，观察儿童的行为反应。

结果发现，真人榜样影响力最大；其次就是看到榜样受奖励的那一组儿童，他们比看到榜样受惩罚的那一组儿童表现出更多的攻击行为。

（二）理论观点

班杜拉的研究在很大程度上说明了儿童的新行为是怎样通过简单的模仿成人而习得的，甚至成人可以不真正出现。社会学习理论家认为，一个人的许多行为，都是通过模仿形成的。另外，班杜拉关于榜样暴力行为的研究为学校减少暴力做出了一定的贡献。

从实验研究中，班杜拉总结出了观察学习以及观察学习过程，具体如下。

观察学习是指通过观察示范者的行为而习得行为的过程，班杜拉将它称为"通过示范所进行的学习"，即间接经验的学习。班杜拉所关心并研究的正是这种行为的习得过程。班杜拉认为，人们一旦有了这样的学习能力，就可以很快学习到很多内容，并可以掌握那些带有一定危险性、不可能或不易通过多次尝试错误的直接经验去获得的行为模式。观察学习也称为榜样学习，学习中的他人即榜样。

班杜拉认为观察学习不要求必须有强化，也不一定产生外显行为。班杜拉把观察学习分为以下四个过程，这一过程也对应于"波比娃娃"儿童模仿攻击行为实验的过程：

（1）注意过程。在此阶段，观察者注意和觉知榜样情景的各个方面。榜样和观察者的几个特征决定了观察学习的程度：观察者比较容易观察那些与他们自身相似的或者被认为是优秀的榜样。有依赖性的、自我概念低的或焦虑的观察者更容易产生模仿行为。

（2）保持过程。班杜拉以信息加工的方式描述观察学习的心理过程，即借助于选择性注意记住他们从榜样情景了解的行为，所观察的行为在记忆中以符号的形式表征，并使用表象和言语来保持信息，即个体储存他们所看到的感觉表象，并且使用言语编码记住这些信息。

（3）行为再造过程。前两个阶段信息是由外向内，而行为再造过程也称为复制过程、动作复现过程，信息是由内向外，是将符号化表征转化为适当的行为。此时要求个体：①选择和组织反应要素。②在信息反馈的基础上精炼自己的反应，即进行自我观察和矫正反馈。

（4）动机过程。经过了注意、保持和行为再造三个过程后，完成了观察学习的习得过程，而动机过程就由学习者来掌握了，人们并不一定要表现他们所学习的一切东西。行为的个人标准、习得的行为本身价值，对于操作行为也具有很重要的意义。

班杜拉还提出了交互决定论，这对理解人类行为的习得具有一定的意义，我们可以通过人、行为、环境之间的关系来了解正常和异常行为的形成。班杜拉批判了前人的观点后指出："行为、人的因素、环境因素实际上是作为相互连接、相互作用的决定因素产生作用。"

在认知行为理论中，行为和环境都是可以改变的，但环境是决定行为的潜在因素，而人们的自我调节因素是行为产生的中介，人和环境是交互决定的，它们共同决定人类的行为。

总之，示范的影响和观察学习的范围非常广泛，从儿童的行动模仿到社会实践活动的传播，从家庭内的观察到全社会乃至全世界的流行趋势，均是观察学习的内容和范围。

第三节　人本主义心理学理论

人本主义心理学于 20 世纪 50 年代末和 60 年代初在美国兴起，主张研究人的本性、潜能、经验、价值、生命意义、创造力和自我实现。它既反对作为"第一势力"的精神分析的生物还原论，又反对作为"第二势力"的行为主义的机械决定论，因此被称为"第三势力"，主要代表人物为马斯洛和罗杰斯。

一、马斯洛的自我实现理论

马斯洛将心理学分为机械主义心理学和人本主义心理学，强调将人和对社会有重要意义的事物放在研究的首位。他从人类动机入手对人的需要、本性等进行了探讨，并提出了其理论观点。

（一）需要层次理论

马斯洛将人的需求分为三大互相重叠的类别：意动需要、认知需要和审美需要，他认为各种需要以一种层次的和发展的方式、一种强度和先后的秩序彼此关联起来。其中，意动需要由低到高排列可以分为五个层次，依次为生理需要、安全需要、归属与爱的需要、尊重的需要和自我实现的需要。

1.生理需要

生理需要是与个体生存有关的需要，包括饥饿、口渴、痛苦的逃避和性欲的紧张等。生理需要是最基本、最强有力的需要。

2.安全需要

安全需要的直接含义是避免危险和生活有保障，引申的含义包括职业的稳定、一定的积蓄、社会的安定和国际的和平等。这种需要不能获得相应满足会使行为的目标统统指向安全。

3.归属与爱的需要

处于该需要层次的人，注重友爱和拥有幸福美满的家庭，渴望被团体认同和接受，并与他人建立良好和谐的人际关系。若该需要得不到满足，个体就会产生强烈的孤独感、异化感、疏离感等。

4.尊重的需要

尊重的需要包括自我尊重、自我评价以及尊重别人。人人都希望自己有稳定的社会地位，要求个人的能力和成就得到社会的承认。尊重的需要又可分为内部尊重和外部尊重。内部尊重是指一个人希望在各种不同情境中有实力、能胜任、充满信心、能独立自主。总之，内部尊重就是人的自尊。外部尊重是指一个人希望有地位、有威信，受到别人的尊重、信赖和高度评价。马斯洛认为，尊重的需要得到满足，能使人对自己充满信心，对社会满腔热情，体验到自己活着的用处和价值。

5.自我实现的需要

马斯洛认为，自我实现的需要是人对于自我发挥和完成的欲望，是一种使他的潜力得以实现的倾向。这种倾向使一个人越来越成为独特的那个人，成为他所能够成为的一切。一个人能够成为什么，他就必须成为什么，他必须忠于自己的本性，这一需要可以称为自我实现的需要。

关于各层次需要的关系，马斯洛认为，基本需要按优势或力量的强弱排成等级，健康人的优势需要一旦得到满足，相对弱势需要就会出现。当然，这只是一般的模式，在实际生活中并不是固定不变的，例外是很常见的（如禁欲主义者、为理想和价值而放弃一切的人）。

此外，马斯洛还谈到需要的满足是就相对意义来说的。对于大多数正常人来说，其基本需要部分地得到了满足，同时又都在某种程度上未得到满足。随着基本需要层次的上升，满足的百分比逐渐减少。并且，新的需要在优势需要满足后出现，是缓慢的逐渐从无到有的过程。

（二）自我实现理论

马斯洛对自我实现者进行了研究，形成了其独具特色的自我实现理论。马斯洛继承了前人的观点，将自我实现的概念进一步完善。起初，马斯洛认为：首先，自我实现是人格发展的最高动力，是人类独有的一个终极价值，是一个所有人都会追求的遥远目标，是一种使人的潜力得以实现的倾向。其产生与发展直接依赖于低层次的生理、安全、归属与爱以及尊重需要的相对的渐次的满足。其次，马斯洛将自我实现看作完满人性的实现。从整体上表现为不断实现潜能、智能和天资。对于个体来说，意味着更真正地成了他自己，更充分地实现了潜能，更接近了存在核心，成了更完善的人。

马斯洛后来从两个方面对上述观点进行了扩展和修正。一方面，自我实现是可以形成的，即自我实现不仅仅是只有极少数人才能相对完成的一种终极的人的状态的存在，同时也是能动的、贯穿一生的、沿着需要的阶梯渐次向终极的人的状态演进的动力过程。另一方面，自我实现不再是与非我相对立的"小我"的实现，而是超越了自我与非我的对立，并将非我融于自身的"大我"的实现。

马斯洛指出，人的本性中蕴含着两种力量：一种力量是由于畏惧而使人坚持安全与防御，倾向于倒退，紧紧依附于过去，害怕承担成长的风险和失去已有的东西，害怕独立、自由和分离；另一种力量则推动人向前成长，建立自我的完整性和独特性，充分发挥他的一切能力，树立面对世界的信心、勇气并认可他最深邃的、真实的、无意识的自我。因此，促进成长或自我实现的机制在于：

（1）增加向成长方向的矢量（动力）。例如，使成长具有吸引力和更乐于出现。

（2）充分缩减成长畏惧。

（3）充分缩减向安全方向的矢量（动力），即使它减少吸引力。

（4）充分增加对安全、防御、病态和倒退的恐惧。在成长过程中的每个环节，个体都要面临选择，可以说，自我实现的过程乃是永无止境的自由选择情景的系列。

（三）心理治疗论

马斯洛批评了将任何东西都病理化和回避病理问题的心理治疗观，围绕人性和价值问题对心理健康和心理疾病进行了界定。他认为，一般的心理病理学现象是人类的基本性质（迫切需要实现的天性）遭到否定、挫折，或者扭曲的结果，完善的健康状况以及正常的有益的发展在于实现人类的这些基本性质和充分发挥人的潜力。

关于心理治疗，在马斯洛看来，无论什么方法，只要能够帮助人回到自我实现的轨道上来，就是治疗。并且，心理治疗的重心应该是健康的人，因为健康的人更容易受到心理治疗方法的影响，并且需要的时间更短。

心理治疗的效果取决于三个方面：

1. 患者基本需要的满足

咨询师应当根据患者的实际情况，帮助他们循着需要的层次阶梯向着自我实现的目标迈进，而不是像其他治疗理论一样单纯强调某一方面或某一层次需要的满足。

2. 患者自我认识的改善

心理健康的标志不止于良好地顺应环境的要求，更重要的在于能超越环境，在人性内部寻求指导生活的价值和法则。马斯洛在临床治疗中发现，随着患者自我认识的改善，患者的心理问题便得到了解决。由此看来，患者自我认识的改善、内在价值的发现的确是心理治疗不可缺少的先决条件。

3. 良好社会的建立

在很大程度上，正是社会的病态性质造成和加剧了心理疾病患者的病态。因此欲使患者获得健康，一个重要的条件便在于改善他们生存的社会条件，创建一个良好的社会。

此外，咨询师本身的素质也会在很大程度上影响治疗的顺利进行和成效。马斯洛指出：咨询师应能够轻松地进入心理疗法的理想的良好的人伦关系之中；他必须和善，充满同情心，平等待人，能够有把握地给予他人以尊敬；他不用为自己的问题所困扰——他应该是婚姻幸福、手头宽裕、广交良友、热爱生活、心情舒畅的；此外咨询师应加深自我理解，只有深入地认识自己，才能更好地理解病人。

二、罗杰斯的来访者中心理论

美国心理学家罗杰斯是马斯洛之外另一位人本主义心理学代表人物，他的理论大多在实践的基础上提出，其"以人为中心的治疗"已成为大多数心理咨询师临床实践所遵循的原则。

（一）心理治疗论

罗杰斯的治疗体系通常被称为"以人为中心的治疗"或"来访者中心治疗"。"以人为中心的治疗"把心理治疗看作一个重塑人格、重塑自我的过程，因此，重塑人格、重塑自我既是心理治疗的目标，也是心理治疗的实质所在。"以人为中心的治疗"让个体尊重和正视自己的经验，破除防御。让个体认识、消除和改变个体自我中的那些价值条件以及与这些条件相一致的个人的自我形象，确立个人身上代表着其本性、反映实现趋向的要求的经验、态度和行为方式。

"以人为中心的治疗"原理可以表述为：如果提供某些条件，或者在某些情况下，客观上存在着这些条件，就会出现一个过程，该过程具备一些特定的要素；而如果该过程一经出现，就会导致一些治疗性的结果。

这些治疗条件主要包括咨询关系、真诚一致、无条件积极关注和共情。咨询关系是咨询者和当事人之间的一种关系，亦即"两个人有心理上的接触"；真诚一致就是咨询师在治疗关系的范围内，是一个表里一致、真诚的人；无条件积极关注就是对一个人表示看重、认可、欣赏其价值，这种感受是自然发生的，是无条件的；共情意味着"设身处地"地"感同身受"，感受来访者的世界，就好像是自己的世界一样，但又未失去"好像"这一品质。

（二）治疗关系论

罗杰斯对治疗关系的发现大体上可以分为从"指导"到"非指导"，以及从"非指导"到关系这样两个连续阶段。"指导取向"的治疗认为当事人是软弱无力的，而咨询师似乎是全知全能的，当事人应听从咨询师的指导和安排，咨询师要对治疗的效果负责，注重理智过程如知觉、解释、理解等。罗杰斯发现"指导取向"的治疗充其量只能造成一些暂时性的改变，并且可能会造成更为严重的结果——使当事人认为自己是无可救药的。他摸索出一套带有他个人特点的治疗方式，包括把接受治疗、探索自己、取得治疗进步的责任交还给当事人；承认咨询师不是全知全能的，他对当事人的问题没有现成的答案；鼓励情感、体验的表露；重视咨询师的态度，重视营造出一种有利于当事人表露情感和体验的气氛；等等。

要建立起良好有效的治疗关系，除了无条件积极关注、真诚、共情等"技术"，更重要的是咨询师对待当事人的态度，即在会谈过程中，咨询师不是关心自己的技术表演、运用是否得当，而是把注意力集中在真诚地倾听、感受，并且如实地传达自己此时此刻所得的感受上。关于如何创造出一个有帮助作用的关系，罗杰斯总结了十条体会：

（1）我能否做到让对方觉得我是值得信任、可靠，以及在某种深刻的意义上是表里一致的？

（2）我能否有足够的表达能力，使我能将自己不含混地表达给对方？

（3）我能否让自己体验到一种对别人的积极态度——温暖、关心、喜爱、感兴趣，以及尊重的态度？

（4）我是否有足够的力量，使自己可以和对方有所区分？

（5）我是否自己有安全感，从而能够允许对方拥有他自己的独特性？

（6）我能允许自己完全进入对方的感受和个人意义上的世界里，并且像他一样看待这些感受和意义吗？

（7）我能不能接纳当事人向我呈现出来的每一个方面？

（8）在这种关系中，我是否较为敏感，留意我的举动而不使对方感到威胁？

（9）我能不能帮对方解除外在评价的威胁？

（10）我能否视对方为一个正处在"形成"过程中的人，抑或我宁愿承受他的过去还有我的过去的束缚？

第四节　认知心理学理论

认知心理学是在计算机科学和人脑信息加工研究的基础上发展起来的。认知是指认识活动或认识过程，包括信念和信念体系、思维和想象。认知取向疗法是根据人的认知过程会影响其情绪和行为的理论假设，通过认知和行为技术来改变人的不良认知，从而矫正不良行为的心理治疗方法。与行为疗法不同的是，认知取向疗法试图从主观内在的过程来探讨和解决人们行为和情绪的困扰，其代表人物有艾尔伯特·艾利斯和贝克等。

一、合理情绪疗法

合理情绪疗法，是美国临床心理学家艾尔伯特·艾利斯在 20 世纪 50 年代提出的心理治疗方法。该理论强调认知、情绪、行为三者有明显的交互作用及因果关系，特别强调认知在其中的作用，所以归为认知疗法的一种。在这一理论发展后期，在其原来的基础上整合了行为主义疗法中的各种技术。所以合理情绪疗法现在又称为合理情绪行为疗法。合理情绪疗法的基本理论为 ABC 理论，而这一理论是建立在艾利斯对人的看法的基础之上的。

（一）艾利斯的人性观

艾利斯对人性的看法可归纳为以下几点：

（1）当人们按照理性思维去行动时，他们就会很愉快、富有竞争精神且行动有成效。

（2）情绪上或心理上的困扰是由不合理、不合逻辑的思维造成的。

（3）任何人都不可避免地具有或多或少的不合理思维与信念。

（4）人们不断地用内化语言重复某种不合理的信念，结果将导致无法排解的情绪困扰。

因为情绪是由人的思维、人的信念所引起的，所以艾利斯认为每个人都要对自己的情绪负责。他认为，人们陷入情绪障碍之中时，是他们使自己感到不愉快的，是他们自己选择了这样的情绪取向。不过有一点要强调的是，合理情绪疗法并非反对人们产生负面的情绪，而是鼓励人们做出适宜的情绪反应。比如面对失败时，有受挫感是适当的情绪反应，而抑郁不堪、一蹶不振则是不适当的情绪反应。

（二）ABC 理论

在合理情绪疗法的基本理论——ABC 理论模式中，A（activating events）是指诱发性事件；B（believes）是指个体在遇到诱发事件之后相应产生的信念，即他对这一事件的看法、解释和评价；C（emotional and behavioral consequences）是指特定情景下，个体的情绪及行为的结果。艾利斯以一句很有名的话作为合理情绪疗法理念上的起点：“人不是被事情困扰着，而是被对这件事的看法困扰着。”这句话强调了人们的不合理信念对情绪所起的作用。

要理解和运用这个理论，我们就必须能够鉴别出什么样的信念是不合理信念。人们所持有的不合理信念，通常具有下列三个特征：绝对化的要求、过分概括化和灾难化。

“绝对化的要求”这一特征在各种不合理的信念中是最常见到的。对事物的绝对化的要求是指人们以自己的意愿为出发点，认为某一事物必定会发生或必定不会发生的信念。这种信念通常是与“必须”“应该”这类字眼联系在一起的。如“我必须是完美的，必须很出色”。当这类人对事物的绝对化要求与事物的客观发展相悖时，他们就会感到难以接受、难以适应并陷入情绪困扰。

“过分概括化”是一种以偏概全的不合理思维方式的表现。艾利斯曾说过，过分概括化是不合逻辑的，就好像以一本书的封面来判定一本书的好坏一样。过分概括化的一个方面是人们对其自身的不合理的评价。以自己做的某一件事的结果来评价自己整个人，评价自己作为人的价值，其结果常常会导致自责、自卑的心理以及焦虑、抑郁的情绪。过分概括化的另一个方面是对他人的不合理评价，即别人稍有差错就认为他很坏、一无是处等，这会导致一味地责备他人以及产生敌意和愤怒等情绪。

“灾难化”是将不好事情的发生看成是非常可怕、糟糕至极的想法。这种想法会导致个体陷入极端不良的情绪体验如耻辱、自责、焦虑、悲观、抑郁的恶性循环之中而难以自拔。这种灾难化的想法常常是与个体对己、对人、对周围环境事物的要求绝对化相联系的。如“事情没有按照我设想的方式发展，这太悲惨了，我不能忍受这一切！感觉好无助啊，我该怎么办”。

在人们不合理的信念中，往往都可以找到上述三种特征。正是这三种特征造成了来访者的情绪障碍，而合理情绪疗法就是以理性治疗非理性，帮助来访者改变其认知，最大限度地减少由非理性信念所带来的情绪困扰的不良影响。

艾利斯在模式中创立了与不合理信念辩论的技术，提问的方式可分为质疑式和夸张式两种：“辩论”即 D（disputing），“效果”即 E（effects），加入这两个字母，整体模式就成为 ABCDE 模式。在有效治疗中，合理情绪疗法将使来访者顿悟自己以前怎么用不合理信念伤害自己，从而实现自我，这也是合理情绪疗法的普遍目标。

二、贝克的认知疗法

认知疗法于 20 世纪 60—70 年代在美国产生，它的理论假设是，人的认知过程影响其情绪和行为，通过认知和行为技术来改变来访者的不良认知，从而矫正并适应不良行为。需要澄清的是，有很多治疗理论都强调认知的重要性，但是认知疗法特指贝克的治疗理论。

贝克认为：心理问题可以从平常的事件中产生，例如，错误的学习，依据片面的或不正确的信息做出错误的推论，以及不能妥善地区分现实与理想之间的差别，等等。贝克还指出，心理困难和障碍的根源来自异常或歪曲的思维方式，通过发现、挖掘这些思维方式，加以分析、批判，再代之以合理的、现实的思维方式，就可以解除来访者的痛苦，使之更好地适应环境。咨询师不是按客观性和逻辑性的原则矫正来访者对现实的歪曲，而是帮助来访者意识到自己建构的现实，让来访者明白心理障碍来源于自己信息加工系统的功能紊乱。

（一）认知发展模型

认知发展模型的基本理论是：人们的情绪和行为是由人们解释这个世界的方式决定的。若要了解情绪困扰的本质，必须把焦点放在个人对于引发困扰的事件的反应或想法上。其目标在于改变来访者借助自动化思维形成的图式，并推动改造图式的构想。

人们从童年开始，便通过生活经验建立起自己的认知结构或图式。图式是用来整理、加工和解释人的经验的，是一种比较稳定的心理特征，它形成了人们对自己和世界的假设。图式用于对信息进行过滤、区分、评估和编码，指导对新信息的知觉、对旧信息的回忆及进行判断与推理，并支配和评估行为。有些人的假设是僵化的、极端的、消极的，因而就表现为功能失调性态度。由于种种原因而形成的不恰当的思维模式，常常会造成个体在经历某种经验或重大事件时，激活了原本的认知图式，不恰当思维自动地出现，即负性自动思维，从而导致个体情绪上和行为上的困扰。

（二）认知歪曲类型

个体的图式或基本信念服从于认知歪曲，正是由于认知歪曲，才助长了最初不良认知图式的形成并阻止了图式的修正。人们按照自己的习惯方式去认识自己和世界，根据自己对事件的判断来处理事情，认知绝不发生错误是不可能的。以下是人们在处理信息时常见的认知歪曲情形，这些已证实会导致错误的假定与观念。

1. 武断推论

武断推论指没有充足及相关的证据便任意下结论。这种现象包括易感到"大难临头"或对于某些正常情境总会想到最糟的情况。例如，这类人在大街上看到一个熟人匆匆走过而未打招呼，就断然下结论："一定是自己在什么地方得罪了他，所以他没有理睬我。"

而实际上很可能是这个人根本没有看见他。

2. 选择性抽取

选择性抽取指根据整个事件中的部分细节下结论，不顾整个背景的意义，这是一种以偏概全的认知方式。例如，在所教班里个别同学学习退步，该班新任老师就认为自己教学能力差。

3. 过分概括化

过分概括化指将由某意外事件产生的不恰当信念不适宜地应用在不相干的情况中。也就是，仅仅根据一个具体事件就得出一般性结论。例如，有的学生一次考试失败就认为自己能力差，并且认为自己以后也不会取得好成绩。

4. 夸大与贬低

夸大与贬低指过度强调或轻视某种情况或事件的重要性，过分夸大自己的失误、缺陷或贬抑自己的成绩、优点等。例如，某女生在喜欢的男生面前，偶尔一次说话不合宜，就觉得糟透了，世界都惨淡无光了；他仅仅对她微微一笑，该女生就觉得世界到处充满希望与阳光。

5. 个人化

个人化指一种将外在事件与自己发生关联的倾向，主动为别人的不幸或过失承担责任，即使没有任何理由也要这样做。例如，一位同事生病去世，某人会为此责备自己，为自己忙于个人事务未能顾及同事的健康而歉疚不已，甚至导致抑郁。

6. 乱贴标签

乱贴标签指根据过去的不完美或过失来判定自己。例如，某个人曾经坐过牢，就认定自己一辈子都完了，一辈子都只能活在"劳改犯"这个标签的阴影下。

7. 极端化思维

极端化思维指思考或解释事情时采用"全或无"的方式。这种思维把事情只分为"好或坏"，持有这种思维方式的人往往把生活看作非黑即白的。他们常持有一种不现实的标准，认为自己只有达到这个标准才是成功，否则就是失败，这种思维方式易导致完美主义。

8. 应该陈述

应该陈述指来访者常用"应该""必须"等词来要求自己和别人，不考虑自己的能力极限，不考虑事情或人具有变化的可能性。如"我任何时候都应该宽宏大量，体谅别人""我永远都要控制自己的情绪""妻子应该把每件家务事都做好"。

除了上述所提及的八种最常见的认知歪曲以外，还有情绪推理、选择性消极注意等，这里就不一一列出。任何一种认知歪曲都可能产生情绪困扰，来访者身上往往会同时存在几种不同的认知歪曲。所以，教会来访者识别自己歪曲的认知是改变情绪困扰的前提条件。

第三章　社区心理健康工作的实施

第一节　心理健康工作三部曲

个人心理健康的获得，在很大程度上取决于他对"怎样才能获得心理健康"的认识，因此就这个问题进行分析很有必要。理论是行动的先导，正确的认识会引导出健康的心理、健康的行为。一个人若想获得心理健康，必须切记三点：一是实践以人为本，二是掌控心理平衡，三是拓展积极体验。这就是我们所说的心理健康务虚三部曲。

一、实践以人为本

现在全社会都在谈以人为本，这是件大好事。一个人若能以人为本而不是以钱为本、以权为本或以物为本，这个人肯定受欢迎，活得比较舒畅。问题是，要真正做到以人为本谈何容易？我们不妨自问：在学校里，老师对待学生以人为本了吗？在医院里，医生对待病人以人为本了吗？在商场里，商家对顾客以人为本了吗？在工地上，老板对员工以人为本了吗？在机关里，上司对部下以人为本了吗？在家里，子女对父母以人为本了吗？我们每个人对自己以人为本了吗？如果留意一下这些方面的实际情况，我们就会发现，承认要以人为本比较容易，实践以人为本则很不容易。

为什么会出现对以人为本说得多做得少的现象呢？一个重要原因就是人们还不太了解怎样在自己的行动中实践或体现以人为本，换句话说，不知道"我"该怎样做才是以人为本。

关于以人为本，至少可以做四种理解。其一，理解为党和国家的战略思想。《树立和落实科学发展观》指出"坚持以人为本，就是要以实现人的全面发展为目标，从人民群众的根本利益出发谋发展、促发展，不断满足人民群众日益增长的物质文化需要，切实保障人民群众的经济、政治和文化权益，让发展的成果惠及全体人民。"其二，理解为一种时代精神。《中国社区发展模式：服务型社区》对以人为本则是这样阐述的："以人为本是指以人的生活条件来分析和解决与人相关的一切问题，其核心内容就是尊重人，尊重人的特性和人的本质，把人作为手段和目的的统一。以人为本的关键在于尊重人，体现着价值尺度从'物'到'人'的转移，是关切现实人的命运和关怀人生价值取向的集中反映，是时代精神的核心。"其三，理解为工作理念。意指在工作中把关心人、为了人放在至高无上的地位。重点强调对人的服务质量。其四，理解为一种带有鲜明的行为特征的个人价值观。这第四种理解属于心理学范畴，是一个有待心理学研究者探讨的重要课题。本书试图阐明的，就是心理学意义上的以人为本。

对于以人为本，重要的不是说，而是做。但以人为本作为一种价值观毕竟是相当抽象的，如何运用于心理教育并使之成为可以操作的个人行为呢？观察许多以人为本的人与事，便可发现，以人为本其实可以在行为上体现得很具体。我们尝试性地概括出了心理学意义上的以人为本的 6 种行为特征，并把这种带有行为特征的以人为本视为心理教育的一个核心理念。在我们看来，一个心理健康的人，首先必须是一个以人为本的人，他身上具有以人为本者的行为特征。

（一）关注人的心理感受

你如果是一个把人当人的人，你就必须关心人在具体的生活环境、工作环境中的心理感受，这是最起码的以人为本。人不仅是一种生物实体、社会实体，而且是一种心理实体。作为心理实体，人有心理活动，情绪触觉很敏锐，对家庭、学校或工作单位给自己布置的任务、施加的影响会产生某种心理感受，尤其是与亲人、师友、上司、部下、熟人或不相识的人相处时也必定会有一些心理感受。不论这种感受是愉快的还是不愉快的，是对的还是错的，当事人都希望得到对方的关注，而不是漠然置之。特别是他们对困难、对压力、对疾病、对挫折、对受忽视、对丢失"面子"等的感受，理应得到及时的关注，因为这是人得到心理帮助的前提。但一个人如果扮演惯了身居强势地位的角色（如家长、首长、教师、医生、老板等），那就不太容易自觉关注他人的心理感受，而可能只关心派任务、下结论或者只关心出"成绩"、出"政绩"。这样，虽说是在与人打交道，但心中无人，与以人为本相差甚远。在 20 世纪 80 年代的时代背景下一篇呼唤"理解万岁"的演讲曾经在华夏大地上引起过强烈而持久的共鸣。如今我们仍然期待甚至更加期待人与人之间互相关心、互相理解。许多人的心理问题就是心理感受长期未受到关注而引发的。以人为本极有必要先从关注人的心理感受做起。这样，才可能做到别人痛苦时，多给予抚慰；别人自卑时，多给予激励；别人迷茫时，多给予开导；别人懈怠时，多给予鞭策；别人自满时，多给予比较，如此等等，从而为当事人的正常心理发展助一臂之力。

（二）保护人的自尊和自信

以人为本的核心是尊重人。自尊和自信是人生的两大精神支柱。不少人发展状况不佳并不是能力低导致的，而是自尊和自信不足造成的。学有所成、业绩突出的人，因优势明显，一般说来具有较高的自尊和自信。而弱势明显的人，如学习成绩不良者、职业层次不高者、社交能力不强者和婚恋经历不顺者等，自尊和自信方面的问题会相对多一些。任何人的自尊和自信都需要保护，但处于弱势地位的人的自尊和自信更需要精心保护。这种保护既来自他人，也来自自己。在这里更多的是探讨如何保护他人的自尊和自信。首先，必须以自己的实际行动避免或力戒讽刺、挖苦、孤立、难堪因有弱点而需要帮助的人。比如对学校教育而言，我们主张要防止和杜绝"师源性心理伤害"。不论出于何种原因，教师羞辱不满意的学生，给学生造成的心理后果是十分严重的。"心理暴力"的危害性并不低于体罚。执法部门执法时，同样不能不注意这一点。其次，必须讲究帮助别人的方式。务必不要用有损别人自尊和自信的方式去帮助别人，而是既要帮助别人又保护受助人的自尊和自信。例如，不问求助者是否同意，擅自把求助者暴露在大庭广众之下的做法就应该避免，不论这种做法是有意的还是无意的。再次，必须知道帮助别人维护和提高自尊和自信的基本方法是什么。当一个人有重要感（感到自己是个重要的人）、力量感（感到自己有解决问题做成事情的能力）、成就感（感到自己有成绩）时，他的自尊就会增强、提升。这三感是自尊的基石。因此，帮助别人获得自尊的好办法，就是使他通过具体事实切实体验到自己的重要性、自己的做事能力和自己的进步或优势所在。而自信则必须有成功做基础，因此若要帮助别人获得自信、维护自信，最好的做法就是创造条件或机会帮助他获得成功，用他自己的成功来强化他的自信。

（三）尊重人的个别差异

在心理学上，个别差异是指个人在认识、情感、意志等心理活动过程中表现出来的相对稳定而又不同于他人的心理、生理特点。不过，在这里我们不拘泥于心理学的提法，而是把差异的表现方面做了必要的扩充。不难发现，人与人之间存在着诸多差异，如相貌差异、年龄差异、职业差异、性别差异、能力差异、性格差异、资历差异、地域差异乃至贫富差异等。以人为本的人能接受这些差异、尊重这些差异，与他们合作共事、友好相处而不赞成以貌取人，也不赞成年龄、性别、资历等方面的歧视。在工作中，尊重个别差异也包含着尊重不同的意见，哪怕这种意见是个别人的，或者这种意见听上去有点"另类"、有点"离经叛道"，也能倾听之、思考之、相处之。以往我们的文化并不强调尊重人的个别差异，在很长的时期内未能真正形成广开言路、倾听不同意见的传统，也曾为此付出过很大的代价，这是众所周知的。因此，以人为本者的尊重人的个别差异的行动特征弥足珍贵。实际上就个体来说，只有具备民主人格的人，才会有这种宽广胸怀和行动特征。当然，形成这种尊重差异、包容多样的特征也需要有适宜的时代气氛。而现在，这种气氛已经出现，但还需要加强。尊重人的个别差异的"尊重"二字，意义非同小可。我们不要看不得个别差异，应该学会尊重个别差异。

（四）发掘人的内隐潜能

以人为本者不仅能看到一个人现在正在做什么，做成了什么，而且能预见到他还能做成什么，并帮助他实现。这就是帮人发掘内隐着的潜能。有一种潜能是积极向上的潜能。相信人有积极向上潜能，这是以人为本者根深蒂固的信念。当一个人处于消极被动或不为社群所爱的状态时，往往意识不到自己身上蕴藏着积极向上的潜能，这时就需要有人去点拨。以学校教育为例，无论哪所学校总有一些不被看好的学生，他们被认为是"好不了"的学生。但同时，也总有一些老师能慧眼识珠，从"浑身缺点"中发现"闪光点"，用学生自身的"闪光点"去激励学生，引发出更多的积极向上的行为，从而使学生走上了健康发展之路。

（五）培养人的积极品质

就每个人的现实表现来说，身上往往是优点与缺点、成就与问题或者积极面与消极面并存的。为了取得进步，人当然不能不看到自己身上的缺点、问题和消极面，他人对此给予提醒也无恶意。但是，如果提醒者一味地关注或强调个人的缺点、问题和消极面，虽然动机是好的，但结果常常适得其反，当事人会在这种"关注"与"强调"中失去信心，或者产生逆反心理。在不少"有儿在读"的家庭里就不断地重复着这种事实，家长和孩子都为此苦恼不堪。表现不如人意当然是要提醒的，问题是怎样才能提醒出信心和进步？答案是：要着眼于培养积极的正面的品质，在这方面下功夫才是关键，才是下对了功夫。孩子学业表现不良时要这样做，成人有心理问题乃至心理疾病要解决时同样要这样做。忧心忡忡并不能给人以光明前景，只有引导人向积极方向努力，才能使人看到光明前景。以人为本的人的一个鲜明特征就是想方设法培养人的积极品质，不断增强人的品质中积极的一面，使人成为积极品质的受益者。

按理说，心理学是最关心人的问题的科学，但若心理学把工作基点放在心理的消极面上，那么人就很难看到心理的积极的一面，无法使自己振奋起来、快乐起来。这样的心理学就只能是一种消极心理学。欧美国家长期以来把心理学研究的主要精力放在发现人的心理问题和治疗心理疾病上。其结果是，一方面突破了很多心理治疗上的难题，确实使许多患者的症状得以消除或缓解，但另一方面也使心理学几乎发展成了带有病理学特征的准医学。这种工作模式以及由此导致的思维习惯，使很多心理学家倾向于从人的身上找消极因素而不是积极因素，忽视了大多数人是心理健康的，很少关注如何使普通人生活得更积极、更健康、有更多的幸福感。这种把自己的工作局限于发现人的心理问题并以矫治心理问题为最终归宿的倾向，对我国的心理学从业人员也有一定的影响，并对教师、家长和管理人员等产生了间接的影响。有些心理学从业人员很乐意别人称其为"心理医生"，而对这种称谓可能意味着工作取向的局限性尚未在意。有些家长、老师和管理人员也是习惯于在孩子和其他人身上发现消极面而不是积极面。在他们看来，发现和抑制孩子及他人的消极面是对孩子及他人负责。实际上，这只说对了一半。发现积极面，赞扬它、培育它、强化它，也是对人负责，这种负责更需要劳心劳力，对人的成长和发展的意义也更为深远。

（六）善待人的服务需求

以人为本与否，老百姓最容易体验的是能否享受到人性化服务带来的温馨、方便、舒适和被尊重。从购物、乘车、旅游、看病、如厕、买房到求职、求学、物业管理、道路设计以及去政府部门办事等等，对这一系列经常要处理的生活事件，老百姓都有求优、求便等要求。"以人为本"的广告语，在商店、在医院、在学校、在房产商的售楼处，可以说是无处不在。但温馨、方便、舒适、被尊重的感受，却与很多普通人无缘，因此大家对以人为本的人性化服务的渴求可以说是十分强烈的了。能否善待普通人求优、求便的需要，是一面能直观地照出以人为本是真还是假的镜子。

以人为本的人以给人提供优质服务、使人感到方便和受到尊重为乐事。若在这方面有所疏漏，他们会深感不安与愧疚，努力用行动弥补。

以人为本的人做管理审批工作时，对凡是有损有关人员与百姓健康的项目，毫无通融余地，因为在他们心目中，人才是最珍贵的。

以人为本的人对弱势群体的需求特别重视，所以就有了盲道、坡道、升降阳台等人性化设计，有了托老中心，甚至有"为两人服务的车站"这样绝无仅有的设施。

以人为本的人不仅知道知情、安全、方便、优质是百姓对服务的四大心理期待，而且从细节和及时上满足，不为出差错、不到位寻找借口。

本来"为人民服务"的宗旨与善待人的求优、求便等需要的关系，是无障碍的"直通车"的关系，但在现实生活中做起来并不是那么顺畅，改进余地还很大，关键在于各行各业的每个人都要养成这种特质——既期待"人人为我"，更乐意"我为人人"。

二、掌握心理平衡

心理平衡与健康的关系十分密切。近年来，由于媒体的大力传播，国人对健康16字诀（或称四大基石）——合理膳食、适量运动、戒烟限酒和心理平衡，有了高度的认同。在这健康的四大基石中，心理平衡是最重要的，个人的"心理平衡的重要性超过前面三大基石的总和"。但细究一下，这16字的前12个字，含义比较明确，既有质的描述，也有量的表述，理解相对容易一些，唯独心理平衡这个问题还有点难以捉摸：它究竟指的是什么？人为什么会心理失衡？怎样才能达到心理平衡？答案并不十分明确，还需做多学科的深入探讨。以下，侧重从心理学的角度阐述自己对这个问题的认识，并借此机会梳理一下分析心理平衡问题的思路，期望这种梳理对具体处理好心理平衡问题会有些帮助。

（一）心理平衡的含义

据了解，迄今为止，国内各种心理学的工具书几乎都还未设"心理平衡"这一词目，因此对心理平衡如何做心理学界定尚有待研究。但在日常生活中，人们早已习惯于用"心理平衡"一词表达自己或他人的某种心理状态。如：有的人该得到的没得到，"心理不平衡"了；有的人遇到不快事，但因换了思考角度，"心理平衡"了；有的人看到原本远不如自己的人，现在名利双收，"心理不平衡"了；有的人争到了本该属于自己的权益，"心理平衡"了；有的人无端受到了别人的误解，"心理不平衡"了；有的人宽恕了别人对自己的伤害，"心理平衡"了；有的人感到父母对子女厚此薄彼，"心理不平衡"了；有的人理解父母的艰辛，懂得感恩，"心理平衡"了，如此等等，不一而足。归纳人们使用心理平衡一词的各种情境，结合自己的观察与思考，笔者认为，对心理平衡可以做这样的心理学表述：心理平衡既是一种心理适应状态，也是一种自我调节机制，二者相辅相成。作为一种心理适应状态，心理平衡指的是当外界出现可能威胁到个人心理安全感的刺激时，为避免内心产生不愉快的感受，个人会改变原先相对平衡的心理状态，使之与新出现的刺激相抗衡，从而达到心理上的新平衡；作为一种自我调节机制，心理平衡是指个人在特定条件下，为维护自尊和心理安全而采用适应策略去进行心理上的调节。

心理平衡问题常在两种情境下出现：其一，是因事出偶然而情绪受到巨大冲击的时候。坏事导致的过悲情绪和好事导致的过喜情绪都对健康无益，因而需要从心理上去均衡，使之恢复常态，不然可能出毛病。其二，是发现待遇差别过大的时候。若因此不加分析地怨天尤人或自怨自艾，不仅不能解决问题，而且对健康绝对有害。此时当事人需要的是用心理平衡机制预防或减少待遇落差对心理的伤害，而不是在内心反复咀嚼痛苦和不满。在当前人与人之间的利益格局不够完善的情况下，这一类的心理平衡问题显得比较突出，这在工作单位和街道社区都能感受到。成人社会中的某些消沉行为、极端行为与这种不平衡有一定的关系，对此应该理性处置。

（二）心理平衡的境界

一般来说，我们应该提倡心理平衡，学会心理平衡。但是，同时应该明白，不同类型的心理平衡存在着境界高低之分。有的心理平衡是无益的，如嫉妒式的心理平衡；有的心理平衡是利弊兼得的，如牢骚式的心理平衡；有的心理平衡是利多弊少的，如淡泊式的心理平衡；有的心理平衡是无害的，如超赶式的心理平衡；有的心理平衡是有益的，如赞赏式的心理平衡。

以嫉妒求得心理上的快慰，这就是嫉妒式的心理平衡。什么是嫉妒？嫉妒是恐惧他人优于自己和愤怒他人优于自己的混合心理。人要嫉妒的话，什么都能被嫉妒：嫉妒别人职务上的晋升，嫉妒别人社交上的活跃，嫉妒别人声望上的提高，嫉妒别人生意上的兴隆，嫉妒别人生活上的优裕，嫉妒别人婚恋上的成功，甚至嫉妒别人仪表上的出众，等等。受嫉妒困扰而难以自拔的人，会用贬抑他人甚至在背后做小动作的手段来求得心理上的平衡。骂街式的心理平衡因其粗鄙、不文明而为许多人所不齿，嫉妒式的心理平衡则较为隐蔽，但危害性绝不低于骂街式的心理平衡。所以，嫉妒式的心理平衡很不可取。

通过发牢骚求得心理上的平衡，这并不罕见。心理学家马斯洛曾经研究过牢骚，认为牢骚有类似于安全阀的作用，是人的需要、渴求与希望的表露，可以区分为三种水平——低级牢骚（与生理、安全、社交需求的缺失感有关）、高级牢骚（与感到尊严、自尊、名望受到威胁有关）和超级牢骚（与真、善、美、公平、正义的需求未得到满足有关）。他还说，绝不能期望牢骚的中止，我们只能期望牢骚变成越来越高级的牢骚，期望它从低级到高级再发展到超级水平。如此看来，牢骚式的心理平衡自有它存在的理由，做管理工作的人尤其需明白这一点，让其起安全阀的预警作用。但就以牢骚求得心理平衡的个人来说，这种心理平衡的方式虽可宣泄心中的不悦，但牢骚毕竟是牢骚，它的作用并不全是建设性的。所以人不能满足于此。

超赶式的心理平衡与嫉妒式的心理平衡不同，面对自己与别人的差距，它不是用"我得不到的你也别想得到，你得到了的我也要把你搅掉"的那种对人对己都有害的心理平衡方式。相反，它是用努力追赶、缩短差距的方式来达到心理平衡。按照心理学家阿德勒的观点，人多多少少都有过一些自卑，为使自己不再自卑，人会"为优越而奋力"，奋力即用过人的努力来改善导致自卑的那些不足之处。由此而取得成功的实例很多。笔者认为，阿德勒的观点中的"自卑""补偿""为优越而奋力"可以用来解释超赶式的心理平衡。因差距而感到心理失衡并不可怕，能用切实的努力去超赶与别人的差距就能重获心理平衡，这是许多人在实际采用的心理平衡方式。它能激发人的活力，提升人的自信。年轻人中采取这种心理平衡方式的较多。但如果赶超者所追求的"优越"过于以自我为中心，也可能带来不良的人际关系，与人难以合作，从而影响心理健康等问题。这一点是需要注意的。

淡泊式的心理平衡是为人比较低调者的心理平衡方式。因其淡泊，甚少有人际冲突，甚少有利益纠葛，甚少有情绪风暴，因此心理能经常保持平衡状态，健康状态也比较令人满意。淡泊为人并不容易，不能把淡泊式的心理平衡误解为一种由于不得志而不得不转换成与世无争的无奈之举。其实，它是人有很多历练之后才可能形成的一种成熟的心理平衡方式。因此这是一种有益的、值得提倡的心理平衡方式，尤其值得在中老年同志中提倡。当然，凡事都有个度的问题，淡泊也是如此，淡泊固然好，淡泊过头变成淡漠，就不是我们所应提倡的了。善用淡泊式心理平衡的人，并不是无志、无情、无欲、无为的人。

赞赏式的心理平衡是一种高境界的心理平衡方式，它指的是用发自内心的赞赏和支持来改变因别人赶上、替换或超越自己而造成的一时不适应的心态。同行超过自己，学生超过老师，部属超过领导，徒弟超过师傅，这种事情经常发生，也很正常。但一旦真的出现或将要出现这种情况时，作为自己、作为老师、作为领导、作为师傅，心理难免要有所调整，才能迅速适应，形成新的心理平衡状态。而持赞赏和支持新人辈出和"长江后浪推前浪"的态度，为别人的进步和成长而高兴，便不仅不会有失落感，而且会感到十分欣慰。这种多看他人长处、赞赏他人优点、主动让贤、乐当绿叶，从而使自己的思想境界也更上一层楼的心理平衡方式，在许多年长者身上都有体现。

（三）心理失衡的起因

要解决好心理平衡问题，必须知道与心理平衡相对的心理失衡为什么会出现。了解心理失衡的起因有助于对失衡进行合理调节，使之趋于平衡，重获安宁。事实表明，心理失衡既有客观原因也有主观原因。属于客观原因的有任务过重、利益受损、待遇不公、未受尊重等；属于主观原因的有认知偏误、比较不当、自尊欠缺、神经过敏等。大致说来，任何人的心理失衡都可以从下面这些原因中找到适合自己的答案。

1. 心理失衡的客观原因

从一定意义上说，任务是个人价值的体现，因而有些人乐意承担和挑战困难的任务。但是，如果给出的任务过重，使人不堪重负，那么承担者不仅体力失衡，心力也会随之失衡。典型的表现就是有些工作自觉性很高的人，在过重任务的高压力下，耗尽个人的身心资源，仍难尽如人意，于是从"快乐的工作狂"变成了有职业倦怠症状的"心理枯竭"者。所以，客观地说，为了避免出现心理失衡现象，在给出任务时既要讲难度也要讲适度，不要超过人的心理承受力的底线，不可层层加码。

应有的权益受到忽视或损害，也是引起人的心理失衡的又一个原因。这在高校的科研合作中很容易感受到。通常，一项科研成果的形成是许多人通力合作的结果，但发表的时候若只署其中一部分人的名，或者不根据实际贡献而只按辈分排序，那么部分合作者的心理失衡是不可避免的。在校园之外的其他社会领域，同样存在诸如此类的问题。有些人因此而投诉或打官司。

待遇不公，也会使人心理失衡。如：相同的资历、相同的业绩、相同的水平，按理说应该得到大致相同的待遇，但实际上由于领域的不同、机遇的不同等，他们的政治待遇、工资待遇和福利待遇等差别很大。待遇高低相差过大，意味着社会公平、社会正义上存在着缺陷，在这个问题尚未得到妥善解决的情况下，相关的心理失衡现象不可能自然消失。而重要的是不要再去人为地扩大待遇不公，使更多的人心理失衡。

人之所以心理失衡，另一个常见的原因是他没有从社会、从他人那里得到应有的尊重。有地位的人需要别人尊重，也容易受到尊重。没地位的人、资历浅的人、已退休的人、不出众的人、外貌差的人，同样需要别人尊重，甚至更期待得到尊重，但事实上他们比较容易受到轻视。他们的意见、他们的感受、他们的需求、他们的建言，不太受关注。这很容易使他们产生人微言轻的失衡心态。在尊重人格、维护人的尊严这一点上，我们不能把人分为三六九等。应该提倡凡事眼睛要多向下，要以谦恭的态度对待普通人。

2. 心理失衡的主观原因

面临同样的情境，有的人会心理失衡，有的人则不。这与当事人自身的状况有很大的关系。有的人自身就有一种抗心理失衡的品格，如为人淡泊、心胸豁达、辩证思考、着眼大局，所以会较少受心理失衡的困扰。但也有不少人更多的是自己使自己深受心理失衡之害。

有的人心理失衡是由于认知上出现了严重偏误。有些作弊、受贿、偷窃的人，就是被自己扭曲了的认知误导的。他们看到自己老老实实考试所获得的成绩不如作弊者，而作弊者未被举报查处，成绩居然算数，心理很不平衡，觉得不作弊吃亏了，于是也走作弊的"捷径"了。干部队伍中的所谓"59岁现象"，也有类似之处。临近退休时，发现自己打拼一辈子，富了别人，没富自己，心理失衡了，于是干出了索贿、收贿的事。而有的人之所以偷窃，只是因为他自己被偷后耿耿于怀、寻求报复。这种事在大学生中就出现过。自己的自行车被偷了，他就偷别人的自行车；自己的随身听被偷了，他就偷别人的随身听或者偷无辜者的其他东西。这一逻辑很奇怪：人家可以偷我的，我为什么不可以偷别人的，我是被逼的。某些人的报复式心理失衡就是这样出现的。

人的心理失衡有时可因比较不当而引起。我们不难发现，有的人不太在意别人有什么或得到了什么，有的人则相反，不仅在意，而且特别在意别人比自己多得了什么。若他觉得别人得到的比自己多，他就心理失衡。比如得知领导看望了一位同事，他就会有一比：为什么看望他而不看望我？又比如因工作需要，提拔了一位同事，他也会有一比：凭什么提拔他不提拔我？这种过分偏好个人得失的比较，一旦习惯成自然，就会变成锱铢必较的人，总怕自己吃亏，这样的人活得很累。这样说不是不要比较，而是要看如何比较。我们设想一下：如果是同别人比较工作上的投入，比较做义工的自觉，比较与人相处时对他人的欣赏、接纳、理解和宽容，那么心理还会失衡吗？不会，因为这种比较是必要的、适当的，对心灵的净化和健康的促进是有帮助的。

人的心理失衡还与自尊缺失有关。凡是触及自尊的事情，人都非常敏感。中国人是很讲面子的，有面子就有自尊，有自尊就心理平衡；没面子就失自尊，失自尊就心理失衡，内心很不自在。因此，在与他人交往时，必须顾及他人的面子，避免伤及他人的自尊，使他人陷于心理失衡的痛苦。但作为自尊者本人，自己对自尊的需求度是否合适，自己的面子内涵是否正当，这是需要当事人自我审视的。既然自尊与心理平衡和心理健康息息相关，那么努力维护个人自尊是可以理解的，但维护的应该是心理学上所说的高自尊，而不是低自尊；是正当的自尊而不是不正当的自尊，更不是唯我独尊。日常生活里常说的过分自尊，其实是心理学所说的低自尊。容易引起心理失衡的是低自尊，或者说是正当自尊的欠缺。

神经过敏可以看成心理失衡的另一个主观原因。神经过敏的人比较情绪化，他会把一些与自己没有关系的事情，跟自己扯在一起，给自己以自我暗示，或者觉得这是与己有关的好事的预兆，或者觉得这是与己有关的坏事的预兆。不论看成哪种预兆，都会使心理失去平衡。人际关系不佳或对上级期望过多而又神经过敏的人，比较容易出现这种情况。

以上我们概述了导致心理失衡的几种主客观原因。联系到具体的个体身上，心理失衡的起因往往不是单一的，而是多方面的，并且是某些主客观因素交织在一起发生作用的。因此分析个人心理失衡原因不能简单化。

（四）心理平衡的策略

如果大家的心理都比较平衡，这个社会就一定比较和谐。那么，如何才能使人心理平衡？解决这个问题可以采取什么策略？笔者的主张是：构建社会心理安全阀、有选择地使用心理防卫机制、理智地进行向下的社会比较、自觉地调整价值观念。这四点可简称为：安全阀策略、心理防卫策略、向下比较策略、价值观调整策略。

关于安全阀策略。在这个充满竞争和变革的社会里，人的心理也会随之波动起伏，有时甚至会大起大落。不论是社会各阶层的情绪，还是每个公民的情绪，都应该有适当的表达机会。有机会正常表达出来，不平衡的情绪就得到释放，心理就会趋向平衡与平和。心理学家马斯洛在调查美国工业部门从业人员的牢骚（怨言）时，把发牢骚视为一种有助于改善管理、满足需要的安全阀，这对我们是有启发的。我们的社会以及各部门各单位，都有必要主动构建社会心理安全阀，及时获得情绪信息和其他心理信息，避免心理失衡现象积重难返。现在强调改善信访工作，就有一些建立心理安全阀的意味。我们期待社会心理安全阀的构建能倾全社会之力，多方协同，做更周密的考虑和更深入的尝试。

关于心理防卫策略。心理平衡问题的解决，既要靠社会和组织创造条件，也要靠自己采取行之有效的方略。在这方面，弗洛伊德所提出的心理防卫机制（也叫自我防御机制）仍有一定的参考价值，可以有选择地使用。所谓心理防卫机制，是人在遭受挫折后陷入焦虑不安、郁闷难堪的心理失衡状态时，为减轻痛苦，自动采取的一系列心理自我保护措施，其功能是可以使人缓解内心冲突、减少自尊受损、免于心理崩溃。弗洛伊德及其女儿安娜弗洛伊德提到的心理防卫机制有10多种，其中包括压抑（把引起焦虑的念头、冲动等压入潜意识，使之遗忘）、移置（把不宜直接表达的对某人或某事的消极情绪反应转移到其他对象上予以发泄）、投射（把不被社会允许的欲望、态度和行为推诿于他人或归结为别的原因）、升华（把原来的冲动或欲望转向比较崇高的方向，使之有创造性和建设性）、利他（用行动满足自己需要，同时帮助别人，甚至放弃自己的需要去满足别人）、自居（把某人的特征加到自己身上，以某人自居，从而从心理上分享其成就和威严）、幽默、文饰、反向、禁欲和退行等。这些心理防卫机制的性质有的积极，有的消极，有类似于止痛药的作用。必要时用一下是有好处的，但经常用就有很大的负面作用，因为其中多种心理防卫机制都带有歪曲现实、自我欺骗的特点。所以我们主张有选择地使用，不主张过多地使用。

关于向下比较策略。心理是否平衡，与个体对自己评价的高低颇有关系，但自我评价又往往是参照别人的情况进行的。这里就存在着一个参照点的问题。这在社会心理学上属于社会比较。社会比较中的向上比较和向下比较的，效果是不一样的。有些人选择境遇不如自己或不太幸运的人与自己做比较，这一比，感到"比上不足，比下有余"，心理便平衡了。与向下比较有些类似的，是把自己的现在与过去比，这一比，发现自己的价值还是有所体现的，只是不够而已，所以自己的现状尚可接受，这样心理也就比较平衡了。有时阻断比较、不与之比，也不失为一种理智的选择。如甲乙二人原来既是同学又是同事，后来甲因善于经营自己而挤进了"上流社会"，而乙则依然平平常常过日子。当友人提起他们二人的差距时，乙说："人家是什么人？我与他没有可比性。"这就是从心理上阻断与自己相似的人的比较。这种阻断比较的策略，对防止自尊降低、心理失衡有一定的帮助。无论是用向下比较的策略或是用阻断比较的策略，都避免了总是与自己过不去的"一根筋"倾向，因而对健康是有益的，值得一试。

关于价值观调整策略。人的心理是平衡还是失衡固然与社会环境、人的处境和性格特点有关，但是更为基本的制约因素是个人的价值观。与自己的价值标准相符的事，看上去会比较顺眼，心理自然比较平衡。与自己的价值标准不相符或相冲突的事，看上去会不顺眼甚至很不顺眼，容易引起情绪波动乃至心理失衡。毫无疑问，正确的价值观是应该保持的。但另一方面，社会在变迁，因此价值标准客观上也在变化。比如若问什么样的行政行为是最值得提倡的、什么样的人格特质是干部最需要的，今天的回答与以往的回答可能就不尽相同。所以个人的价值观有必要随着社会的变迁而有所调整或更新。这一点对于老年人来说，可能更为重要。我们在调整或更新价值观之后，就会发现年轻一代有很多胜过自己的地方，从而有一种赞赏、羡慕之情涌上心头，而不会为代际冲突、价值冲突所烦恼。

最后要说的是，个人心理是否平衡，表面看来似乎仅仅是个情绪问题，而实际上，它虽常带有情绪色彩，却远比情绪复杂。若把心理平衡问题归结为情绪问题去解决，未必能彻底解决问题，因为心理平衡问题既有情绪因素，也有认知因素，更有价值观因素。只有把握这些因素，既有情绪调节的参与，也有认知调节、价值观调节的参与，人的心理才会有比较持久的平衡、平和和平稳，才能使人成为身心健康的充分受益者。

三、拓展积极体验

在对人的心理健康产生影响的各种因素中，情绪具有特别重要的作用。诚如情绪心理学家孟昭兰所言："情绪这一心理现象在人的心理生活中无时无处不在起作用；而且，它是检测生命过程苦乐安危的最敏感的心理标尺。"因此，如何掌握这把最敏感的心理标尺，使它对健康能起促进作用而不是反作用，就成了追求心理健康的人必须了然于心的"秘诀"。

任何人身上都既存在着积极情绪（乐观、愉快、满意、感动等），又存在着消极情绪（悲观、忧愁、埋怨、愤怒等）。也就是说积极与消极、正面与负面的情绪总是夹杂在一起对人发生作用的。如果一个人的情绪生活是积极情绪占上风，那么他就会显得快乐、友善，心理比较健康；反之，就会显得苦闷、易怒，身心健康问题接踵而至。所以，重要的是要学会拓展自己的积极情绪，防止健康被消极情绪所吞噬。

汶川大地震的一些幸存者，在层层重压的废墟之下，之所以没被天崩地裂般的地震带来的极度恐惧吓瘫，就是因为他们心中有"坚持住就能得救，一定要活着出去"的信念。有些人在废墟下通过唱歌自我激励和互相激励，从而驱散了消极情绪，积聚和拓展了积极情绪，为生命赢得极其宝贵的时间。人在生死危急关头尚且能如此拓展积极情绪，在一般的困难、压力、挫折情境下，应能做得更好，其中的关键点就是人要有坚定的信念与正确的认知。同样是困难情境下的半壶救命水，有的人见了会惊呼："完了，只剩半壶水了！"消极不安的情绪随即充满心头；有的人见了会惊喜："哈哈，还有半壶水呢！"积极坚持的情绪顿然而生。这是心理教育中经常使用的一个例子，它说明看问题的倾向不同，会导致情绪体验的性质不同。我们不要老想到自己没有什么，而应多想想自己拥有什么。换个角度看问题，坏情绪就可能变成好情绪。

类似的例子还有怎样看压力，是看成对自我能力的挑战，还是看成压死骆驼的最后一根稻草？前者激起挑战热情，后者令人沮丧绝望，如此等等。从这个意义上说，人能否拓展自己的积极情绪，使自己成为积极情绪的受益者，成为心理健康的人，是由每个人自己决定的，是由自己的认知决定的。困难、压力、挫折、不幸，几乎人人都不能幸免，只是多少不同而已。有的人主动应对且应对得当，于是积极情绪增多了，身心也健康了；有的人被动应对且应对不当，于是积极情绪减少了，也损害了身心健康，严重的还会引发高血压、心脏病和肠胃溃疡乃至癌症等。这正是"成也情绪，败也情绪"。所以心理学家常告诫人们"要做情绪的主人"，是很有道理的。

人在平时，在没有很大的困难、挑战和压力的情况下，是否也有必要拓展积极情绪体验以赢得心理健康？我们认为答案是肯定的。

第二节　社区心理健康教育的对象

社区心理健康教育是指对社区人进行的心理健康教育。若在某个社区进行心理健康教育，那么它应该是面向该社区全体成员的教育。如此说来，社区人是心理健康教育的对象似乎是不言自明的，但在实际操作中，问题并不这么简单。有人认为心理健康教育是针对有心理问题的人的，有人认为心理健康教育就是对居民的心理教育，也有人认为社区搞不搞心理健康教育与自己没有什么关系。这些想法在社区群众和干部中都存在着。按照这些想法，社区中接受心理健康教育的对象范围会大大缩小；若按这些想法去实施社区心理健康教育，受惠人口必定大幅度减少，这就会有悖于社区心理健康教育的初衷。所以，明确社区心理健康教育的对象，与其说是个理论问题，不如说是个实践问题。

在我们看来，认识社区心理健康教育的对象有大视野与小视野之分。小视野的社区心理健康教育的对象是一般居民，尤其是有心理困惑的居民。社区心理健康教育重视和突出对一般居民的教育是正确的，因为一般居民是社区人的主体。但对居民没有做必要的分类，也没把社区干部视为心理健康教育的对象，则是小视野的社区心理健康教育对象观的缺陷。我们主张大视野的社区心理健康教育对象观。这种对象观既重视居民的心理健康，又不忽视社区干部的心理健康；既注意从居民总体上进行心理健康教育，又不忘根据居民的不同类别、不同现状、不同需要，把心理健康教育进行得更有针对性。此外，这种对象观还把广大的没有心理问题但有提升心理素养需要的居民视为社区心理健康教育的重要对象。所以有理由相信，按大视野的心理健康教育对象观行事，社区的心理健康教育会做得更有广泛性，更有适切性。根据这种大视野对象观，可以开出一份较详细的社区心理健康教育对象类型清单，供实施参考。

1.讲究自我修养者

这类社区成员之所以乐意接受心理健康教育，是因为他们知道心理学是一门开人心智的学科，它可以提高人的心理素养，使人具有更多的心理助人和心理自助能力，从而成为一个心理充实、受人欢迎的人。这类成员面广、量大，但由于通常没有特定的心理问题要解决，也就容易被忽略，这一点在心理健康教育的实施中应当注意。他们虽无心理问题的干扰，但有自我完善的潜在需要。

2. 初为父母者

这些社区内的年轻成员刚有自己的孩子，故比较迫切地希望得到科学的育儿心理指导、如何形成健康亲子互动关系的指导以及如何掌握儿童心理健康指标的指导。这些人会成为社区心理健康教育的积极参与者。

3. 社区工作者

这是指社区居委会工作人员。以居委会主任为代表，居委会主任直接接触居民，终日事务缠身，被称为"小巷总理"。他们以帮助居民排忧解难为己任，但其深受工作高负荷和不被居民理解等身心因素的困扰，因此他们自身也需要适当宣泄、自我调节。社区心理健康教育应为社区居委会主任及其助理们提供相应的心理辅导机会，使他们既改进工作方式，又保持身心健康。

4. 街道工作者

街道的办事处和党工委以及街道人大等基层政权部门，有一批国家干部，俗称街道干部。他们虽然也是官员，但他们是那种工作在基层、与群众面对面、工作状态与社区群众的民生感受息息相关的官员，故任务杂、压力大、矛盾多，但执行力也强，他们常需在对上级部门负责和对百姓负责之间寻找法理和情理的统一。这种工作特点使他们产生心理矛盾的机会比较多，心理健康亮红灯的概率比较大，因此他们也需要从心理健康教育中得到养心之道，社区心理健康教育机构应把他们列入教育对象，用适合他们的方式帮助他们。

5. 外来打工者

外来打工者基本上属于户籍不在社区的流动人员，但他们在社区经商或做保安、建筑工和保洁员等，已成为社区生活中不可或缺的一部分。他们希望融入社区，得到尊重，获得归属感，这种心理需求是合理的，社区心理健康教育的对象范围应该延伸到这些"编外对象"上，给予同样的关心，这有助于社区的和谐和他们素质的提高。

6. 毕业待业者

大专学生毕业离校后，若尚未找到工作，会回到自己所在的社区。在毕业后的待业、择业过程中，他们容易产生挫折感或其他心理问题，社区心理健康教育机构应该关心这类人员，必要时给予心理援助。

7. 下岗失业者

对于这类社区成员，社区会进行某种有助于重新就业的技能培训，但若光有职业技能培训而没有职业心理培训，有些人就会抓不住就业机会，因为他们不能改变自己以适应新的生存环境。因此，社区心理健康教育机构应该协助有关培训部门，给这类社区人员以必要的就业心理指导，帮助他们调整心态，学习社会技能，扫除重新就业的心理障碍。

8. 新老退休者

社区的特点之一是老年人口占很大的比例。这些老人或是很早就退休了，或是刚退休。帮助退休的老人适应退休生活，保持对生活的新鲜感、对自我的满意感和应对生理衰老的从容感，尤其要帮助"空巢"老人减少孤寂感和无助感，使老年人既长寿又快乐，这是社区心理健康教育应该做的事情。

9. 长年患病者

长年患病容易使人的心态变得消极，重者可能产生轻生念头。而人的心理与生理是相互制约的，所以身体长期患病的人，特别需要有乐观的心态与顽强的毅力，这才有希望得以康复或有所缓解。治病同时常常需要"治心"。社区内的长期患病者需要从社区心理健康教育中得到心理关怀。

10. 肢体残疾者

残疾人是社区内一种特定的弱势群体，也因此成为特定的社区心理健康教育对象。自身的残疾和不利的处境使他们既渴望自强自立、平等参与社会生活，又容易为心理阴影所折磨，出现自卑自闭或过度自尊等消极行为，因此特别需要得到人文关怀和心理辅导。社区心理健康教育机构在解决这些问题方面可以发挥很好的作用。

11. 刑释解教者

每个社区都可能有一定数量的刑满释放和解除劳教的人员。他们回归社会后有能否就业、成家或能否被家人和原单位接纳的问题，同时还有抵制犯罪诱惑、防止再度触犯法律的问题。而在心理上，这些人最担心的是被歧视、被抛弃。社区心理健康教育讲求以人为本，当然不应嫌弃这一部分社区成员。把他们作为心理健康教育的特定对象予以关心和帮助，无论对社区还是他们个人都是有益的。

12. 家庭关系不和者

这里面包括夫妻关系、父子关系、婆媳关系以及单亲家庭和重组家庭等人际关系的处理。其中尤为突出的是婚姻失败者诸多关系处理上的困难。如何妥善处理才比较人性化，关系到千家万户的幸福。许多家庭关系不和睦的人不惜"家丑外扬"到社区诉苦，可见他们对心理健康教育所能提供的帮助抱有很高的期望。

13. 邻里关系不佳者

社区心理健康教育的实践已经证明，邻居关系冷淡、对立等现象并不少见，而人们并不愿意整天生活在冷淡、对立的邻里氛围中，因此向社区求援者甚多。心理健康教育在解决这些问题方面确实可以有所作为。

14. 师生关系不良者

有些学生由于学业和行为表现不能令教师满意或教师的教育言行不当使学生无法接受，心情感到郁闷。虽然有些学校也设有心理咨询室，但学生对同咨询室老师谈师生关系有所顾虑，所以他们更乐意向社区的心理健康教育人员倾诉。

15. 与上司关系难处者

同上司处不好关系的人不少，这不仅影响工作，还会在下班后把烦恼带至家庭和社区，因此这类社区成员客观上有在社区宣泄和接受心理辅导的需要。在社区做这件事，他们在心理上有安全感。而心理健康教育中的生涯辅导有"如何做一个好下属"这样的内容，对他们会有所帮助。所以社区心理健康教育应该把这类社区人作为教育和服务的对象。

以上 15 种心理健康教育对象，并不等于社区心理健康教育对象的全体，比如说，社区内的中小学生就没有单独列出。但就成年对象来说，这样列举可能是较为齐全的，也是顾及了应重点关心的人群的。

第三节　社区心理健康教育的实施者

社区心理健康教育有广泛的工作对象，但能在社区持之以恒地做心理健康教育具体实施工作的人员很少，这是一个很尖锐的矛盾。产生这一矛盾的基本原因是，社会的发展还没有为这个问题的解决培养出相当数量的专业人才。同时，多头管理的体制也容易造成"落实"变成"落空"的现象，使能做这项工作的人到不了这个岗位。

锁金村在解决这一矛盾方面有些起色。他们的做法似可用"借外力，练内功"六个字来概括。在现时条件下，这种做法值得其他社区借鉴。"借外力"就是将外界的心理健康教育人力资源为我所用，"练内功"就是发展社区内部人才潜力并为其提供应用机会。

一般来说，解决依靠谁来实施社区心理健康教育这一问题，不宜单纯依赖外力，但也不宜在内在条件不具备时依靠自己勉强上阵，而应采取内靠与外靠相结合的实施策略。

采取内靠的实施策略，需做三件事：一是一定要成立以社区自己的专业人员为骨干的心理健康教育中心，中心内有专职人员做具体实施工作。所谓"社区自己的专业人员"不一定是在社区土生土长的人员，也可以是受雇于社区的接受过心理健康教育培训并有实践能力的社区外专业人士。锁金村就是采取外聘方式解决专职人员问题的，效果比较理想。二是发挥社区内部有相关素养的教师的作用，请他们在心理健康教育中心兼职或为群众做心理健康的科普报告。地处锁金社区的南京林业大学的心理学退休教授和南京第十三中学锁金分校的有关教师都在这方面发挥过积极的作用。三是若有条件，由街道干部结合自己分管的工作，兼做一些力所能及的心理疏导工作。锁金村的街道干部因参加过心理保健师培训班的培训并获得资质认证，因此他们中的有些人已能初步做到这一点。

从长远角度看，社区心理健康教育采取内靠实施策略具有根本性的意义，但靠外界支持依然是必不可少的，在这种工作的起步阶段尤其如此。重要的是不要一味依赖"外援"，否则工作根基是不牢固的。所以，外力不能不借，但内功不可不练。通过借外力来提升自己的心理健康教育能力，而不是把它当作权宜之计，应付门面，这样借外力才借到点子上。社区心理健康教育可以借助的外部人力资源很多，主要可从三方面求助：一是向有不同研究专长的心理健康教育行家求助。社区心理健康教育对象类型不同，他们期待解决的问题也不尽相同，因此必须得到有不同专长的行家的支持才能满足社区人的不同心理需要。例如专家中有的以研究行为矫正见长，有的以研究早期教育见长，有的以研究职业心理见长，他们在社区各有各的接受对象。基于此，锁金村多次请不同专家开讲座，反响十分热烈。二是向高校相关专业的志愿者求助。现在全国多所高校已开办了心理学专业，很多学校有本科生、研究生心理协会，这些协会的专业实践活动很活跃，其中很多人加入了志愿者的队伍。社区心理健康教育可以向他们求助，请他们到社区来宣传心理健康教育知识，做些调研工作，提出工作建议。南京师范大学的心理学研究生就曾应邀参加过锁金村的心理健康教育活动和调研工作，取得了双赢的效果。三是向民间的相关专业机构求助。由于有社会需求，当前出现不少民间的心理咨询机构。尽管有鱼龙混杂的现象存在，但不乏专业训练有素、热心公益的咨询机构。南京直面心理咨询中心与锁金村的合作和对锁金村的支持是这方面的一个实例。他们曾帮助锁金村心理咨询中心工作人员分析案例，对咨询中的困惑进行指点，从而起到了某种督导的作用。

凡事要有人去做，事情才不会停留在口头上，这个十分简单的道理有时在实践中却变得不那么简单。社区心理健康教育的"人事"问题可能也是这样。要求有一个专职人员来做这件事，在有的地方会显得异乎寻常的艰难，原因是"找不到（理想的）人""没有编制""经费没处支出"等等。以上我们探讨了社区内外可以依靠的几种心理健康教育人力资源。笔者认为其中以第一种资源最重要，也就是说社区一定要有一个名副其实的社区心理健康教育中心（也可称为心理咨询中心），中心里面一定要有合格的而不是挂名的专职心理健康教育人员。没有这种人员配置，许多心理教育工作根本无从谈起。社区专职心理健康教育工作人员大致上应做6项工作：①进行社区人心理健康状况抽样调查；②邀请专家开有关的专题讲座；③办好心理健康科普专栏；④接待来询者并给予妥善处理（包括转介）；⑤在居民中做一些力所能及的心理培训工作；⑥保持与合作机构的良好沟通。所以专职人员并非专司接听热线电话或坐等面询，而是要办许多关乎全体社区人心理健康的事。能胜任这样的工作的人并不多，但也绝不是无处可觅。关键是主事者对这件事的认识高度和解决问题的决心与智慧。成立一个中心，物色一两个能人，盘活了心理健康教育的全局，让社区群众更多受益，何乐而不为？

第四节　社区心理健康教育的基础工作

在一个社区开始实施心理健康教育时，必须做好扎实的基础工作，务求日后工作可以有的放矢。所谓"社区心理健康教育的基础工作"，我们指的是对全社区人口的心理健康教育需求、心理健康水平和心理困惑问题的准确掌握。我们要有这样的信念：以对现状的了解为基础去开展工作，工作才会有较好的针对性和实效性。那么这项基础工作如何入手呢？以我们的课题实践经验来看，应该是从调查研究入手。正是由于做了调查研究，我们掌握了大量开展社区心理健康教育所需要的基础资料，其中大部分是第一手资料。

调查研究怎么做？在具体做法上可以不拘一格，凡能获取真实可靠资料的方法，都可以用。我们使用过的调研方法有自编问卷、量表测试、现场观察、小型座谈会和个别访谈等，各种调研方法的使用都为积累社区心理健康教育的基础资料做出了贡献。

为了使社区心理健康教育能有计划地实施，事先需要有一个行动架构的设想。行动架构是指导操作的东西，由基本举措组成。我们认为，在社区实施心理健康教育应有 7 项基本举措。实际上，这些基本举措也就是最基本的常规工作，是规范化的社区心理健康教育必须做的工作。

一、开展社区心理健康调查

心理健康调查应尽可能做到定期与不定期相结合、一般人群与特定人群相结合、发现心理的积极面与发现心理的消极面相结合。定期做心理健康调查有助于培养社区人普遍关注心理健康的意识，也便于做心理健康状况的前后比较。不定期调查之所以有必要，是因为在某些特殊的情况下，人的心理健康状态会有特殊的表现，就如人们在非典肆虐时期所见到的那样。一般人群的心理健康调查与特定人群的心理健康调查之间之所以要兼顾，是由于不同人群的心理健康状况既有同质性又有异质性，需要区别对待。在心理健康调查中，要把发现积极面与发现消极面结合起来，这一点还不太受重视，倾向性的思路常在于发现问题，而人的心理的积极面如何保持与优化，对于健康的维持是至关重要的，所以积极面切不可忽视。

二、采集和分析社区人的心理动态信息

街道社区党政部门本来就有了解社情民意的渠道，但是如何借助科学手段采集和分析社区人的心理动态，对他们来说尚属一项生疏的工作。社区心理健康教育机构可以在这方面发挥作用。在这个社会大变革时期，对群众的关切点、群众的爱与恨、群众的容忍度以及某些人群的心态发展趋势等等，都应有科学的预测，以便积极应对，这既利于群众的心

理健康，也利于社区的和谐。重要的是要把这种心理信息的采集分析工作经常化，而不是当作应急措施。

三、举办心理健康讲座

心理健康讲座既要有大家都感兴趣的共同话题，如"如何缓解压力""如何管理情绪"；也要有专为某一类人讲的话题，如"老人的心理保健""妇女的自我形象"等。社区心理健康教育机构应注意听取听众对讲座的反馈意见，并在群众中征集讲座的新话题，使讲座常讲常新。讲座要尽可能做到不是主讲人讲完就散场，而是与听众有互动，有双向交流与讨论，这会使听者有更多的收获。

四、组织心理健康教育科普专栏

心理健康专栏的内容除了转载转发一些公开发表的文章外，还应当有社区人自己维护心理健康的体会文章以及社区人对某些话题（如"邻里关系"问题、"隔代宠爱"问题、"家校沟通"问题）的讨论。这样就会吸引更多的人来关心和参与心理健康教育。至于心理健康教育专栏的内容，尤其是一些带有共性的宣传内容，是可以相互借鉴的。近年来，大学里的心理健康教育宣传十分活跃，有的省每年都有宣传周，专栏办得丰富多彩，社区可以适当借鉴。此外，这种科普专栏也不一定靠社区心理健康教育中心工作人员一己之力办，有条件的地方可以同社区内的学校联合办。一些应用性启发性强的科普美文，可用传单形式发至各家各户。

五、进行心理咨询和辅导

心理咨询和辅导是专业性很强的工作，对职业操守要求也很高。在这方面，许多专业书都有论述，笔者无须重复。这里只提请注意两点：（1）社区的心理咨询员或心理辅导员只可做与自己的资质相匹配的工作，不可以心理治疗师自居，也不宜自称心理医生，否则对求助者问题的处理和他们本人的自我成长都可能产生消极影响。（2）社区的心理咨询员或心理辅导员的工作方式应有别于医院门诊医生的坐诊，他们除了值班接待求助者之外，应该分出一部分精力，主动考虑如何解决社区里心理健康问题高发人群的问题，该预约辅导的预约，该转介治疗的转介，这就体现了一种预防为主的精神，避免使问题积重难返。从这个意义上来讲，就是使问题发现或解决在社区。当然，在当前的人力条件下这一要求可能过于理想化了。但笔者确信，这应该是一个努力的方向，有条件的地方应该先试着做起来。

六、督察以心理服务名义进社区的人员的专业行为

随着社会需求的扩大，以心理学为职业的人越来越多，其中有些人已经活跃在社区，有搞心理咨询的，也有搞智力测验或其他相关工作的。社区心理健康教育机构应该对他们负起督察之责，看其说法、做法是否科学，符合科学的很好，对不符合科学的应本着对社区群众负责的精神进行干预。

对于自己街道社区的干部借助心理学解决工作问题的尝试应当鼓励，但他们的运用是否得当，解释是否科学，也同样是需要有人督导的。说得对、用得对的应给予强化，反之应予以指正。有督导才会有提高，否则可能说错、用错了还不知道。从这个意义上说，社区心理健康教育机构的专业人员应该当仁不让地管"闲事"。当然，从另一方面说，街道社区干部要鼓励他们督导，让他们放下疑虑，敢于督导干部正确运用心理学。

这种对心理服务状况的督察，有点像发达国家的驻学校心理学家有督察学校运用心理学之权那样。他们这样做是为了防止心理学的误用、滥用，因为误用、滥用是会产生副作用的，比如智力测验就是这样，对测验结果的不正确解释可能让学生和家长背上一辈子的心理包袱。

七、培训社区心理健康教育骨干

社区要有自己的心理健康教育骨干队伍，才能大范围地开展心理健康教育。应该对社区里的6种人进行培训，使他们成为社区里开展心理健康教育的骨干力量。这6种人是：学校的心理健康教育教师、学校学生中的心理委员、街道干部、居委会主任、社区卫生中心的相关人员、志愿者队伍中的相关人员。做这项工作很有难度，但一定要做。可以先搞试点，例如先在某个社区居委会试着办起来，取得经验后再逐步推进。

第五节 构建社区心理健康教育保障体系

社区心理健康教育必须有严密的保障体系做保证，才能减少这项工作的随意性。我们认为，社区心理健康教育的保障体系应由组织保障、制度保障、人力保障、经费保障和体制保障五方面构成，缺一不可。

一、组织保障

首先，应该成立一个街道一级的社区心理健康教育领导小组，由街道办事处主任任组长，可聘请有关专家任顾问。领导小组对社区心理健康教育所涉及的运作内容、人员配置、

经费使用等主要方面进行规划和决策，并对实施结果进行检查和评估。

其次，领导小组下应设立几个专业性较强的小组，以便这项工作能抓到实处。可考虑成立的专业性小组有心理信息组、心理咨询组、心理调解组、学校心育组和干群关系组等，每个小组有各自的职责定位。

最后，每个居委会应有一名心理健康教育联络员，负责与街道领导小组的联络和沟通。

这就是说，领导小组是通过两条线——专业小组与联络员实施领导和开展工作的。

二、制度保障

主要应考虑两类制度：社区心理健康教育的规范和社区心理健康教育的会务。前者是有关工作原则和工作标准的规定（如"心理咨询中心工作规范""心理咨询员工作守则"），后者是对汇报、交流、检查、总结等会务活动的规定（如"社区心理健康教育领导小组例会制度""专业组联会制度"）。

三、人员保障

进行社区心理健康教育需要街道社区的行政人员与专门从事心理健康教育的专业人员的合作。这种工作有不少事务是行政性的，如组织汇报和检查、总结等。所以街道社区一定要指派专人负责相关的行政事务。比较妥当的做法是在领导小组之下设一个社区心理健康教育办公室，内设一名主任或秘书。另一方面的人力是从事心理健康教育的专业人员。这类人才为何必不可少，笔者在前面关于依靠谁进行心理健康教育的讨论中已做了阐述。心理健康教育的专业人员不是不能做行政事务，但行政事务做多了，就会影响专业特长的发挥，不利于社区心理健康教育水平的提高。所以人力保障应是两方面的，既要配备专业工作高手，也要配备行政工作能手，使二者各尽所能、优势互补、相得益彰，这是最理想的人力保障。

四、经费保障

没有经费，前面三种保障考虑得再详尽，社区心理健康教育仍然无法运转起来。更新或增添设施、请人开讲座或主持心理培训、聘用专职心理健康教育人员，等等，都需要经费。临时申请往往既费时又费事，因此经费保障应列入街道社区的财政预算。

以上所述的保障体系，是基于我们的国情特点提出来的。我国国情的一个明显特点就是，凡是领导重视了的事情就比较好办，所以，相应的领导小组是一定要有的。至于保障体系应涉及的这几个方面，也可以说是理当如此、人人皆知的，我们只是结合心理健康教育的需要提了些具体设想罢了。

五、体制保障

至此我们可以明白，我们现在所谈的社区心理健康教育，乃是一种有赖于行政负责人干预的心理健康教育。行政干预模式的社区心理健康教育的发展情况，与社区领导者的重视程度和工作价值观以及岗位变化等有很大的关系。领导重视，事情会办得红红火火；领导忽视，事情会变得冷冷清清。一个有成千上万人口乃至数万人口的社区，如果因为领导者的关系，心理健康教育工作时紧时松、若有若无，那绝不是社区民众的幸事。当然，我们有理由相信，由于党中央对心理健康教育高度重视，各级领导包括街道社区的领导也必定会进一步重视这项工作。但平心而论，基层领导者再努力，体制上的问题未解决，保障体系还是难以充分发挥保障作用的。以为"领导好，一切都会好；领导能，什么都能成"这种"人治"色彩浓厚的想法，在实践中未必行得通，因为体制不完善带来的困难，是基层领导者的一道难以跨越的坎。所以，行政干预的社区心理健康教育保障体系仍应存在，但同时应从心理健康教育的体制方面，探索社区心理健康教育保障体系的完善之道。

根据国外的一些做法，有三点可以参考，这就是：国家立法、政府拨款、多方参与。简述如下。

其一，国家立法。在美国，心理健康教育是有国家立法的。1961 年，美国精神疾病和健康联合委员会在题为"心理健康行动"的报告中呼吁改进和拓展心理健康服务工作，并提出具体建议。1963 年该报告正式发表时，肯尼迪总统表示赞同，并说了这样一段话："我们必须寻找心理障碍的原因……并且消除它们……正因为如此，预防工作非常符合人们的意愿……更加省钱，而且也更可能成功。预防工作既需要有针对已知病因的计划，又需要有普遍地加强我们社区的、社会福利的和教育的计划，它们能够发挥很大的作用，以消除或纠正不良的环境条件，因为这些条件往往与智力愚昧和心理障碍相关。"同年，美国《社区心理健康中心法案》作为国家法规正式通过。法治国家依法办事，对社区心理健康之事也同样如此。处理最重要的事情，国家要立法。这值得我们借鉴。

其二，政府拨款。美国由于有此立法，约 1500 个归属于心理健康服务领域的"高发区"社区心理健康中心得以创建。每个"高发区"都有资格从联邦建设和人力配备资金中得到款项，用来建立"中心"，提供服务，包括咨询和教育、诊断服务、疗后服务以及培训和研究等。国家对心理健康工作的支持，不光要有舆论上、方法上的支持，还要有财政上的支持。这种取之于民、用之于民的做法也值得借鉴。

其三，多方参与。有资料显示，国外的社区心理健康工作是国家指导下相关方积极参与并密切合作的工作。学校、家庭、社区组织、社会福利机构、宗教团体、医疗卫生部门和司法单位都参与社区心理健康活动。其中社区医疗卫生部门是主角，但在我们这里，心理健康教育与心理健康服务似乎还没被列为社区卫生中心的本职工作。宗教团体也可在帮助人解决心理健康问题方面发挥积极作用，这更是我们未曾考虑过的。所以，从多方参与的事实中，我们又得到了如何调动社会各方面的一切积极因素来做好社区心理健康教育工作的启示。

以上这三点，都是体制性质的问题，不是社区领导者的个人特质所能左右的。因此，在构建更好的社区心理健康教育保障体系和保障机制时，必须考虑体制因素，兴其利，避其弊，补其不足，使社区心理健康教育避开"人治"的弱点而能得到可持续发展。

第六节　社区心理健康教育的注意事项

一个社区的心理健康教育的发展状况，与实施者所处的环境氛围以及其本人的认识、作风等有一定的关联。有时，这些因素所产生的影响，当事人不一定能及时觉察。这就要求实施者对这项工作的发展状况和成就进行评价，要有一点反思的自觉性，既知所长，也知所短；既能看到已暴露出来的问题，也能察觉潜在的问题。这种反思的自觉性是保证社区心理健康教育向健康方向发展的一个重要条件。

笔者10余年来先后对学校心理健康教育和社区心理健康教育的现状做了一些考察与研究，觉得若要保证社区心理健康教育工作健康发展，有五种倾向必须防止。

第一种倾向——机构运转空壳化。表现为社区心理咨询中心挂牌了，但挂牌后便无下文，"中心"成为无实体（没有机构）、无实人（没有专人）、无实事（没开展工作）的"三无"空壳。然而需要汇报或应付检查时，它又临时存在了，因为可以临时抽调人上岗、突击准备一些表明这里在开展工作的资料。群众需要的是实实在在的心理健康教育，而"空壳化"运转，虚有其表，于事无补，应该杜绝。

第二种倾向——工作成效夸大化。表现为社区里的心理健康教育确实做得比较好，但向外宣传介绍时，不适当地夸大了心理健康教育的功效，似乎只要心理健康教育一抓，各种严峻的社会心理问题都能化解。不可否认，心理健康教育是有重要作用的，但它的作用主要在于改善心理素质和心理健康状况。赋予它过多的任务，对它有过多的期盼，要它发挥过多的作用，都不切合实际，甚至会使心理健康教育发挥不了它该发挥、能发挥的作用。所以把心理健康教育作用夸大，看似高抬了心理健康教育，后果却会相当不良。

第三种倾向——测量使用随意化。表现为对测量工具的选择和对测量的操作比较随便，以为用了量表就是科学的，而不问使用者是否经过训练，量表本身是否适用于所要解决的问题，也不严守操作规范，而是随意更改测验实施条件。这样测量得出的结果是否可信，是令人生疑的。要对一个人做心理健康教育，心理健康评估是必要的一环，评估需借助于心理测量，测量的结果构成采取心理健康教育对策的依据。测量使用上的随意化会得出不真实的结果，而有时统计数据这种具有科学外貌的错误结论可能造成有害的后果。所以，在心理健康教育中使用测量方法时，态度一定要端正。

第四种倾向——心理诊断标签化。表现为对群众期待解决的心理困惑，不是细致分析，启发他们自己寻求正确答案，而是动不动就贴上"××××综合征"的标签。这种颇具病理色彩的标签，很容易把人一下子就归入病人一类，标签化不仅对求助者无益，而且对社区心理健康教育实施者尤其是对咨询员本身的专业成长也十分不利，因为这种倾向会削弱他们进行深度思考的能力。

第五种倾向——相关各方非协同化。表现为社区心理健康教育的各相关方（社区组织、家庭、学校、医院、司法单位等）在社区心理健康教育中该协同时没有协同，协同会开过后就各归各位，原来不过问的依然不过问，原来的问题依然存在。以社区中的"差生"心理问题为例，由于这种非协同化倾向的存在，有关方没有意识到自己该为这类学生心理问题的减少做些什么，因此，家长可能继续着打骂教育，教师可能继续着"师源性心理伤害"。社区心理健康教育开展着，但"差生"依然没有得到心理援助，阳光照不到他们身上。这就是非协同化倾向带来的问题。社区心理健康教育不能变成"社区心理健康教育中心"一家"独唱"的教育，它应该是全社区协同进行的教育。

协同行动从积极方面看，是能使有关方面的心理教育资源贡献出来，得到整合，优化心理健康教育的条件；从消极方面看，是可以避免因相互缺乏合作造成的心理健康教育资源流失以及心理健康教育成效的弱化。

综上所述，我们把社区心理健康教育所涉及的基本问题归结为为什么要进行社区心理健康教育、谁是工作对象、谁是依靠对象、应有哪些基本举措、需要有怎样的保障体系、该防止哪些倾向等问题。这些问题若解决得好，社区心理健康教育的系统实施构想就有可能变成现实，中国的全民保健事业也会因全社会的重视而提升到一个新的水平。

在强调以人为本和建设和谐社会这样的社会背景下，我国的社区心理健康教育应该会有十分良好的发展前景。展望未来，中国的社区心理健康教育可能是这样的格局：一方面，吸纳国际上兴起的积极心理学的新理念，社区将大大加强心理健康知识的宣传教育力度，使大众普遍树立起优化心理素质、优化人际关系的理念，进而使心理健康水平有新的提高。另一方面，社区心理保健中心之类的心理健康服务实体将成批诞生，它们承担门诊、治疗和疗后指导等专业服务工作，使那些真正患有心理疾病的人大多能在社区得到诊治乃至康复，而不是像现在这样，社区对此基本上爱莫能助、束手无策。若在不久的将来，社区具备了心理诊治、心理康复和心理保健指导的条件，社区民众的许多后顾之忧将得以解决。我们期盼着中国社区心理健康教育这种新格局的形成。

第四章　社区不同人群的心理健康教育

社区心理健康教育的对象包括社区内的居民和社区所辖区的企事业单位、学校、商业及其他服务行业的从业人员，其中，重点人群是青少年、妇女、老年人，以及慢性病患者。由于这些人群具有各自的特点，因此开展具体工作时，应根据不同人群的特点提供针对性的心理健康教育。

本章从居住地社区角度来研究青少年、妇女、老年人，同时也会从一般心理学规律的角度来阐述。以下各节会涉及青少年心理特点、妇女心理特点和老年人心理特点。

第一节　社区青少年的心理健康教育

青少年时期是人生重要而又特殊的发展阶段：在这个阶段，青少年生理和心理都经历着一系列重大的变化，有很强的可塑性。不良的教育和环境也容易使青少年出现心理问题，甚至发展成心理疾病。

一、社区青少年心理健康教育的意义

随着社会的发展，健康的定义也发生了改变。世界卫生组织将健康定义为生理、心理两个方面，而且从某种意义上说，心理健康比生理健康更重要。"不但没有身体的缺陷和疾病，还要有生理、心理和社会适应能力的完美状态"。

人口质量取决于人口生理与心理的整体素质。从某种程度上说，人的心理健康比生理健康更重要，心理健康同样可以延长人的寿命。我们培养的人才必须具有竞争力，适应国际大环境且极具创造力。社会经济变化迅速，生活节奏加快，竞争压力增加等，都会使人产生心理健康问题。一方面，劳动力的重新组合、人口和家庭结构的变化、原有社会支持网络的削弱，导致了各种心理应激因素急剧增加；另一方面，社会经济发展、生活环境变化、人民生活水平提高，导致我国居民病因、死因都出现了较大变化，这些都给人们的精神生活带来一定影响。人们在过着美好生活的同时，也有无数担心的事情。精神高度紧张，出现神经与精神方面的疾病，也就在所难免。培养青少年健康心理是提高人口质量的重要途径，是促进青少年健康成长、培养高素质人才的重要途径。

二、青少年的心理特点

（一）认知发展

（1）青少年不仅能从具体的事实出发，通过分析、综合，归纳概括出个别事物的共同的、本质的特征，而且能把归纳和演绎推理集合起来，从而认识事物的内在规律性。

（2）青少年已经能够脱离现实事物的束缚进行思考，将"形式"从"内容"中解放出来，运用各种普遍的逻辑规则进行思考。

（3）初一学生已经开始掌握辩证逻辑思维的各种形式，但水平较低；初三学生的辩证逻辑思维迅速发展，是一个重要的转折时期；高中学生的辩证逻辑思维已趋于占优势的地位。

（4）高中阶段青少年的形式逻辑思维发展较为稳定而匀速，辩证逻辑思维发展比较迅速，但高中生的形式逻辑思维的发展水平高于辩证逻辑思维的发展水平。

（二）自我发展

1. 自我发展的一般特征

进入青春期后，青少年自觉或不自觉地将自己的思想重新指向主观世界，自我意识快速发展，表现为初中生的内心世界越发丰富，经常沉浸于关于"我"的思考和感受中，这导致了他们个性上的主观偏执性。一方面，他们总认为自己很强大；另一方面，他们又感觉到别人总是用尖刻挑剔的态度对待他们。

高中生已经完全意识到自己是一个独立的个体，但也要与成人和睦相处。他们强烈关心自己的个性成长，自我评价在一定程度上达到了主客观的辩证统一。他们有较强的自尊心，道德意识高度发展，自我形象在高中阶段趋于稳定。

2. 自我同一性的发展

青少年阶段的发展课题是自我同一性的确立，他们在认同的过程中，不断形成自己的人生观、价值观；他们能反省自己个性的许多不同方面，把这些一致性和不一致性整合起来并思考自己，自我概念趋于客观；青少年的自尊继续分化，对自己的认识更加全面和深入。

（三）情绪的发展

1. 情绪发展的一般特点

青少年自我意识的增强使其情绪生活丰富多彩，内心的体验深刻。人与人之间相互关系的情感占有重要的地位，他们重视同伴关系、重视友谊。与儿童相比，青少年对别人的情绪表现出较高的洞察力，开始认识到对同一种社会现象，人们可能会产生不同的情感体验。而且，青少年的情绪表现出明显的矛盾性，情绪感受和表现形式不再单一，但情绪体验不稳定，出现明显的两面性。

2. 常见情绪困扰

（1）青少年的自卑感。青少年自卑感常表现为：自我评价过低，比如对自己的生理条件（外貌、身高等）的评价；概括化、泛化，比如由于身高不足引起自卑，他们感到自己在交往能力等方面均不如人。

（2）青少年的焦虑。青少年的焦虑主要有两种：一种是因适应困难而产生焦虑，比如由于学习环境变化引起的反应；另一种是考试焦虑。

（3）青少年的孤独。青少年早期和中期的朋友开始疏远、分离时，潜在的孤独感就会增长，学校环境的改变，比如升学，将会使青少年难以维持以前的友谊关系，增加孤独感。

三、社区青少年心理健康教育的内容

（一）培养学习能力

学习是青少年时期的主要任务之一，学习的方式不但影响认知发展的方向与内容，还会影响性格的发展。是否能够灵活地学习，是否能广阔地去探索，都会影响一个人对人对事的处理与应对方式。对青少年的心理健康教育应包含以下几方面内容：①练习整理资料，学会分析与综合；②学习思考，培养推理与判断能力；③养成灵活、广泛的学习习惯；④学会正确应对学习和考试压力。

（二）自我意识的教育

自我意识教育的内容主要包括自我认识、自我接受、自我协调三个方面。

1. 自我认识

自我认识即帮助青少年对自己的生理状况、心理特征及自己与他人的关系进行正确的认识，培育和发展青少年积极健康的自我意识和良好的自我概念。

2. 自我接受

自我接受即正面评价自己，正确分析、评价自己的优点和缺点，引导青少年认识自己的潜力与特长，了解自己的独特价值，最终达到愉快地接纳自己。

3. 自我协调

自我协调即引导青少年正确处理好积极自我与消极自我、现实自我与理想自我、主观自我与客观自我之间的关系，学习如何化解内心的冲突和矛盾，建立自我同一性和防止自我同一性混乱。

（三）提高交往能力

交往能力教育的内容主要包括交往意识、交往技能、学会合作与竞争三个方面。

（1）交往意识

让青少年对人际关系有一种积极的、全面的认识，明白建立亲密人际关系及友谊的重大意义，树立正确的人际交往观。

（2）交往技能

让青少年懂得人际交往的基本原则，掌握相关策略，与他人进行良好的沟通和交流，妥善地解决人际冲突。交往原则主要有：平等、尊重、真诚、互助互利、信任、宽容等。同时要让青少年掌握良好人际关系建立的因素（如首因效应、晕轮效应、刻板印象、近因效应、自我投射等），指导他们运用正确的交往方式，学会处理人际关系的一些具体策略。例如，克服怕羞的策略、消除同学间误会的策略、正确对待背后议论的策略和拒绝别人的策略等。

（3）学会合作与竞争

合作与竞争是当今社会的基本特征，既要引导青少年养成集体观念和合作精神，又要教育青少年正确认识竞争的两面性，鼓励他们在学习、生活中形成正当合理的竞争局面，避免因竞争而产生嫉妒、破坏等反社会行为。

（四）调节和控制情绪

情绪的调节和控制主要是让青少年学会排解、控制消极情绪，诸如自卑、紧张、急躁、嫉妒、悲观、愤怒等情绪。情绪调节和控制的方法主要包括：第一，从认识上分析造成不良情绪的原因，看自己的反应是否合理、是否适度。第二，对消极情绪采取适当的方法进行宣泄，将消极情绪化为积极健康的行动。例如，可以化嫉妒为动力、化悲痛为力量等。情绪疏导可以从身心两个方面着手，如在适当的环境下放声大哭或大笑，对亲近和信任的人倾诉衷肠，以及剧烈的体力劳动、体育运动、大声歌唱、尽情舞蹈等。第三，培养和强化青少年积极、健康的情绪，诸如学会爱与被爱、自信、乐观、幽默等。要让这些正向情绪成为青少年的主导情绪。但不愉快的负向情绪是不可避免的，而且负向情绪也具有提示、警觉和适应的功能。因此，只有正向情绪而无负向情绪不但是不可能的，而且不利于青少年身心的健康发展，关键是正向情绪要多于负向情绪，进而在青少年情绪比例中占主导地位。

（五）开展性教育

跨入青春期，第二性征的出现，性意识的觉醒，青少年开始关心自己身体上的变化，同时也增强了对异性的好奇心和兴趣。

性教育的内容主要包括性生理和性心理两个方面。性生理教育主要是教给青少年性生理和卫生知识，使青少年正确了解生殖系统各器官的构造、生理功能和卫生保健常识，认识人类性发育的自然规律、两性生理差异及其发展的一般规律，克服在性问题上存在的神秘感和模糊观念，从而做到对自己体征的发展变化和由此引起的心理体验有心理准备，并养成良好的性卫生习惯。性心理教育的内容主要包括性心理发展常识和性心理健康知识，要教育青少年正确认识自身的性心理变化、性意识的各种不同表现，掌握性心理发展变化的特点和规律，从而正确地对待自己性心理体验，培养自我控制、调节性心理的意识和能力，防止不良的性心理和性偏差行为的产生，进而增进性心理健康。性教育的开展不仅有利于青少年正确认识自己，还有利于青少年处理同异性的关系。

四、社区青少年心理健康教育的指导原则

（一）平等尊重原则

苏联教育学家马卡连柯说："如果有人问我：我怎样能够以简单的公式概括我的教育经验的本质时，我就回答说：要尽量多地要求一个人，也要尽可能地尊重一个人。"从平等尊重的立场出发，尊重青少年本身以及他们的意愿，对他们抱以宽容的心态，就是心理健康教育的开始。该原则有以下几方面的要求：

（1）与青少年的交流不是那种权威的、单向的沟通，而应该是平等的、双向的沟通，这样才能更好地沟通。

（2）要耐心启发，认真倾听青少年自己讲述问题，了解对方存在的心理问题，使青少年解除心理重负，放松紧张情绪。

（3）要带着爱心去做心理健康教育的工作，要关怀、理解、接受青少年。

（二）教育性原则

教育性原则是指在进行心理健康教育的过程中始终要注重培养青少年积极进取的精神，树立正确的世界观、人生观、价值观。心理健康教育要解决青少年心理成熟不成熟、健康不健康的问题，并通过促进青少年心理成熟，发展判断能力、选择能力，为确立正确的生活方向和追求崇高的理想准备好心理基础。例如，如何成功地进行人际交往、如何处理同异性的关系、如何应付生活中的挫折、如何调整情绪状态、如何克服不良习惯、如何发挥个人的主动精神与创新意识等。任何形式的教育，其基本职能都是"育人"，因此在进行心理健康教育时，要把对青少年心理问题的解决同培养正确的人生观、价值观和世界观的工作有机结合起来，指导教育青少年"如何做人"。

（三）共性与个性相统一的原则

作为心理健康教育的重要对象，青少年是一个数量庞大的群体，这个群体有其心理发展的一般规律和共性，因此在实施心理健康教育的过程中，需要注意青少年心理发展的共同表现和特点，遵循心理健康教育的一般规律。

与此同时，青少年又是一个个来自不同家庭环境，具有不同能力、不同兴趣、不同经验以及不同价值观的个体。处于不同成长时期的青少年也具有不同的心理需求，会产生不

同的心理问题。所以需要重视个别差异，包括年龄差异、性别差异和个性差异等，因材施教。此外还需要广泛搜集各类信息，灵活运用不同的形式对他们展开教育和辅导，这样才能产生更好的效果。

（四）预防、发展和矫治相结合的原则

在青少年身心发展的过程中，某些心理问题的产生很难避免，我们应该努力降低问题发生的概率。而普及心理健康知识，做好预防工作，就显得尤其重要。而对于已经产生的心理问题，在矫治的过程中还应考虑到青少年的长远发展，而不应采取武断粗暴的方式方法。

罗杰斯认为，人有理解自己、不断趋向成熟直至自我实现的巨大潜能，心理健康教育的根本任务就在于启发和鼓励这种潜能的发挥，并促进其成熟或成长。心理健康教育者要尊重和信任青少年，这样有利于青少年调动自我的力量，发挥自我指导的作用，解决自己的发展与调节问题，这才是长远之计。心理健康教育最重要的是帮助青少年学会解决自己的发展问题，能自立、自助。

第二节　社区妇女的心理健康教育

随着社会环境的变化和社会竞争的加剧，妇女的角色发生了很大的变化，面临更大的压力，妇女的心理健康问题越来越重要。下面请看一个案例：

王女士是一家外企的销售经理，工作兢兢业业，每天从早上8点一直工作到晚上9点，有时甚至加班到深夜。但最近几个月，她感觉失去了以往的干劲儿，老是觉得累，记忆力也变差了，不能集中精神，还莫名其妙地感到烦躁；每天腰酸背痛，还常觉得头痛，嗓子不舒服。于是，工作10多年从未休过假的她第一次给自己放了假，休息了整整一个星期，待在家里除了吃就是睡。可是，完全放松了一周后，她不但没有好转，反而觉得更累了，到医院检查又没有发现什么问题。

一、社区妇女心理健康教育的意义

妇女是人类的母亲，妇女的健康对繁衍优质的后代、保持家庭成员的健康和家庭的稳定都起着十分重要的作用。随着社会文化的发展，女性的社会地位得到很大提高，社会角色发生了很大变化。她们从原来单纯的"相夫教子"，越来越多地走向了社会的各个岗位，然而社会环境日趋复杂化、多样化，社会竞争日趋激烈，妇女这一群体受到了很大的挑战。现代社会要求她们不仅要扮演好"贤妻良母"的角色，而且要在职场中承担起应有的责任，再加上市场经济下错综复杂的人际关系，以及女性的生理特点，都使得妇女面临的压力越

来越大，心理负担越来越重。因此，如何从心理上帮助妇女适应社会角色，给予相应的心理指导和关怀，是社区心理健康教育工作的重要问题。

二、妇女的心理特点

（一）育龄期的心理特点

1. 亲密对孤独

埃里克森认为，成年早期的任务是获得亲密感，避免孤独感。这一阶段人格发展上的主要矛盾是亲密对孤独。因为与他人发生亲密的或爱的关系，就需要自己做出一定的妥协，会给自己带来损失，存在一定的风险。但是只有敢于冒这样的风险才能在恋爱中建立真正亲密无间的关系，从而获得亲密感，反之将产生孤独感。如果解决了这个矛盾，个体便可以在社会生活中与其他人建立友爱亲密的人际关系。反之，若社会生活失败、人际关系冲突，就很可能陷入孤独疏离的心理困境，导致情绪障碍的出现和不健全人格的产生，给后一阶段的顺利发展带来困难。

2. 自我意识

这个时期的女性往往主动地认识自己，了解自己的内心世界，自我意识逐渐分化为两部分，即处于观察者地位的自我和处于被观察地位的自我。前者是理想自我，后者是现实自我。理想自我常常从观察者的角度，对现实自我进行观察和分析，看看现实自我是否符合理想自我的要求和标准。这个时期女性的自我意识一般表现为两点：一是理智为主、情感为辅，她们能够理智地认识自我，使自己的言行符合社会规范和伦理观念，同时这种认识不可避免地受到情感的影响；二是理想主义与现实主义的统一，她们对自我的认识既考虑到理想的期望，也考虑与现实情境的适应和协调。

3. 情绪特征

女性的神经系统具有较大的兴奋性，对刺激反应比较敏感，比男性更富于感情。育龄期的女性情绪逐渐显现出平衡、和谐和稳定的特点，具体表现为强烈、粗暴的情绪减少，温和、细腻的情绪占主要地位。她们的情绪更易转化为心境，且持续时间较长，对其心理状态和行为的影响较大。情绪体验也更深刻，能有意识地控制、避免直接的、冲动性和暴发性的外露，尽可能以间接方式出现。

4. 恋爱、婚姻心理

女性的情感特征在恋爱、婚姻中表现得极为突出。女性在择偶时，有把意中人理想化的认知模式。在恋爱开始时，女性一般表现为被动型，处于期待、守势状态；在恋爱过程中又表现出一种执着的、强烈而不动摇的倾向，善于用理智控制感情。他们择偶的标准侧重于对方的思想品质、健康状况、忠实的程度、兴趣爱好和志向等。青年女性有了意中人后，就会考虑婚姻问题，并在条件成熟时组建自己的小家庭。

5. 意志、行为特征和就业、工作心理

大多数女性根据她们承担的妻子和母亲的角色来确立自我，她们的工作成就感此时往往被压抑，而心甘情愿去完成贤妻良母的使命。有工作的母亲，也依然受社会中性别角色观念的束缚，要比男人付出更多的心血和代价才能取得同样的成就，因而导致了人们所认为的"女人毕竟是女人"的偏见。

我国是女性就业率最高的国家之一，但掌握社会政治、经济命脉的职业，大多是男性。男女不仅职业分布存在差异，而且还存在同工不同酬的倾向，造成这种倾向既有政治、经济的原因，也有文化传统和环境的作用。

（二）孕妇和哺乳期妇女的心理特点

孕妇的心理特点与生理变化密切相关。这个时期的女性会更加注意自己的身体而对异性的关注减少。性格上往往表现为消极被动、依赖性强，有些孕妇会产生焦虑情绪。与此同时，妊娠期妇女一般会因为怀孕而高兴，并能为新生儿的出生积极地做好准备。这种心理状态有利于孕妇顺利度过妊娠反应期。妊娠中期的孕妇，大多乐观喜悦、情绪稳定。但也有情绪异常激动或烦躁不安的，这种心理多与经济问题和家庭关系紧张等因素有关。随着妊娠的进展，体态的改变，有些孕妇不太愿意去公共场所，但大多数自我感觉良好。随着预产期的临近，有些孕妇因为担忧孩子出生后可能面临的各种困难，或因为担心胎儿发育是否正常，容易出现焦虑、抑郁、恐惧等心理问题。

妊娠期的心理状况，不仅对孕妇自己的身心健康有重要影响，而且与胎儿的健康发育也有很大关系。孕妇的各种情绪变化，可以引起神经内分泌系统的反应，释放多种神经递质和激素，通过胎盘进入胎儿血液循环，从而影响胎儿。在孕妇的各种心理状态中，以母亲对胎儿的态度和母亲在妊娠期的心理压力对胎儿的影响最大。

哺乳期的妇女容易出现下列心理问题：

1. 焦虑

如果新生儿有病或母亲因难产而不得不与婴儿分室，母亲便会担忧孩子有危险，吃不好，睡不香。

2. 缺乏自信心

比如认为自己乳房小、乳头平就不会有足够的乳汁；孩子为巨大儿或体重较重，认为自己无能力满足孩子的需求，总担心孩子吃不饱；经过妊娠分娩，体力消耗过大，认为自己不能负担起母乳喂养的重任。

3. 抑郁情绪

因产后内分泌的剧烈变化，容易产生抑郁情绪，如果亲人或医务人员没有给予亲切的关怀，常使这种症状加重；或者孩子性别不如意，家人态度比较冷漠或产程艰难，常使母

亲对孩子产生厌恶情绪，甚至怪罪于无辜的孩子，这类母亲往往缺乏责任感及亲切感，不愿进行母乳喂养。

（三）更年期的心理特点

更年期的心理问题主要表现在情绪不稳定、悲观抑郁、心理疲劳、个性的改变和性心理障碍五个方面。

1. 情绪不稳定

这个时期的女性，卵巢功能从旺盛状态开始逐渐衰退，容易出现浑身燥热、眩晕、心悸以及四肢发凉等症状。这些症状的困扰使得更年期妇女容易烦躁、焦虑，情绪起伏较大。

2. 悲观抑郁

由于更年期常有的一些身体和心理症状，这个时期的女性容易顾虑重重，怀疑自己有严重的疾病。容易出现言行消极、思维迟钝的现象，并且经常回忆生活中一些不愉快的事情。

3. 心理疲劳

更年期妇女在工作、事业、人际关系处理和家庭中都扮演着重要的角色，需要对事业和家庭的关系进行不断的协调和处理，往往承担着很大的压力，甚至可能遭受焦虑、恐惧等精神层面的折磨，感到疲劳。

4. 个性的改变

这些改变往往表现为敏感多疑、唠唠叨叨，容易急躁甚至不近人情。许多更年期的妇女变得比以前更加敏感，对别人的一句话琢磨很长时间，而且常常挑别人的缺点，说起来没完没了，容易产生人际关系的不协调。

5. 性心理障碍

一些妇女在更年期遇到了阴道炎、月经紊乱、性交疼痛等问题，便对性生活产生了消极心理，误认为更年期就是性生活的终止期。有些妇女甚至认为"绝经"就是"绝欲"。这种看法压抑了正常的性生理需要，不但可能使性生活过早终止，而且容易造成夫妻相互疏远。

三、社区妇女心理健康教育的内容

（一）合理疏泄情绪，保持良好心境

现代科学研究表明，过度压抑情绪，尤其是不良情绪，如愤怒、悲伤等，不让它们得到合理的疏泄，就会大大增加患癌、心脏病的可能性。情绪的疏泄是不良情绪产生之后所采用的方法，通常有以下几种。

1. 眼泪缓解法

当人遭受极大委屈和不幸时，痛哭一场往往会收到积极的心理效应。因为哭能够把心中的郁闷通过声音、眼泪和表情释放出去，达到调节情绪、维护心理平衡的作用。

2. 转移注意法

当遇到生气或伤心的事情时，可以有意识地把注意力转移到自己平时感兴趣的活动中去，摆脱消极情绪的困扰，从不良情绪状态中解脱出来。

3. 活动发泄法

较为剧烈的劳动或体育锻炼，能在一定程度上起到发泄愤怒的作用。

4. 向人倾诉法

将积聚在心里的郁闷心情向丈夫、亲朋好友诉说一番，也可以得到他们的理解、安慰，解除心理负担，很快振作起来。

（二）家庭与婚姻问题的处理

1. 宽容对待丈夫的缺点

相处和谐的伴侣并非如大家认为的"完全袒露"，在伴侣的缺点未矫正之前，应谨慎思考后再讲话。

2. 有行动，更有交流

想当然地认为丈夫能读懂自己的心是很多冲突的导火索。可以把自己的想法或感受在合适时机告知丈夫，越具体越好，并且给他一些时间来思考你的话。

3. 不要苛求完美

可能有些妻子读到此时会说："这些方法我都试过，没有明显的效果。"不用担心，这是很多夫妻都有的感觉！现实中，有些夫妻就是通过不断地吵闹来维持婚姻，他们已经习惯并以此为乐，也许这是他们的"独家秘方"。如果因为不能改变而烦恼，反而陷入了追求完美的不良思维的圈子里。

（三）建立和谐的人际关系

1. 要积极主动地扩大人际交往

交往是建立良好人际关系的基础。人际关系的亲密程度是同交往水平成正比的。通过人际交往，女性可以同更多的人交流思想、感情，相互疏导和帮助，增进沟通和理解，得到更多的社会支持，建立充分的安全感、信任感。一般地，人际交往的时间、空间范围越大，精神生活往往就越丰富、愉快。而孤独、不合群的人，常常有更多的烦恼和难以排解的苦闷。

2. 要处理好与异性朋友的关系

由于传统观念的影响，女性的交往尤其是与异性的交往，往往受到很多限制。因此，要鼓励女性敢于并积极主动地与异性交往，互相学习，互相帮助。同时，也要善于与异性交往。友谊不等于爱情，未婚女性最好不要同时与几个男性建立很深的友谊，以免造成误会，对日后的心理健康埋下隐患。已婚女性对男性的友谊要把握好，不要不加防范地任其发展，以免一时冲动，造成严重后果，对双方的心理健康造成危害。

四、社区妇女心理健康教育的指导原则

（一）教育性原则

教育性原则是指社区工作人员在对妇女进行心理健康教育的过程中，要针对受教育者在学习、生活、交往中的矛盾冲突所引起的种种心理问题，进行实事求是的分析，明辨是非，帮助她们端正看问题的角度，调整看问题的方法，建立积极向上的思维方式，不仅要解决问题，还要使其受到教育。

（二）差异性原则

差异性原则是指对社区妇女进行心理健康教育的同时要关注和重视差异，不同年龄阶段、不同性格的女性的心理特点和心理需求是不一样的。据此，开展形式多样、针对性强的心理健康教育活动，能更有效地提高社区妇女的心理健康水平。

（三）主体性原则

在教育中要遵循主体性原则，不管何种形式的心理健康教育，都必须以受教育者为出发点，使其主体地位得到实实在在的体现。这就要求社区工作人员要以社区妇女为主体，充分调动她们的主动性，使她们积极参与到社区心理健康教育的工作中去。

（四）身心特点和社会环境相结合的原则

由于妇女本身的生理特点对其心理有着重要的影响，不同年龄阶段的妇女，其生理特点也有很大的差异，因此对社区妇女进行心理健康教育时要充分考虑其身心特点；与此同时，现代社会中，妇女面临角色的变化以及更多的压力源，在进行心理健康教育时也要对社会环境因素进行相应的分析，所以在社区心理健康教育的工作中要把两者有机结合起来。

了解社区妇女心理健康教育的相关知识以后，让我们对本节开头的案例进行分析：

王女士其实是患上了慢性疲劳综合征。这是一组以慢性持久或反复发作的脑力和体力疲劳为主要特征的症候群。疲劳是提示人体休息的信号，它有两层含义：身体疲劳和心理疲劳。心理疲劳在很多情况下是以身体疲劳的形式表现出来的，所以往往被人忽视。中国健康教育协会曾在深圳、上海、北京、广州等城市组织慢性疲劳综合征的调查，结果显示，各城市人群慢性疲劳综合征发病率在10%—25%，其中白领是慢性疲劳综合征的"高危人群"。

中年女性的心理疲劳是由长期的精神负担造成的。一方面，这个年龄阶段的人身体由盛转衰，一些重要器官的功能也开始减退；另一方面，中年女性社会责任感强，既要努力工作，又要照顾好年迈的父母与年幼的子女，事业和家庭的双重压力往往给她们造成沉重的心理负担，导致心理疲劳。而这种心理疲劳如果得不到及时缓解，必然引发身体上的不适。

面对慢性疲劳综合征，我们应该怎么办呢？

1. 重新为自己定位

中年女性对自己身体、能力和性格上的优劣势应该有一个清醒的认识，并根据自身特点，制定切合实际的工作目标。面对工作、生活上的一些非原则性问题，不要过分强求，而是要端正心态，有所取舍，学会放弃。

2. 建立健康的生活方式

美国作家杰克·霍吉说："行为变成了习惯，习惯养成了性格，性格决定了命运。"因此，不健康的行为方式最终会导致不良的心理情绪，甚至性格的扭曲。因此，中年女性应该从小事做起，培养良好的生活习惯，有规律地工作、饮食、睡眠等。

3. 合理安排时间，不做工作的奴隶

人们常说，不懂得休息就不懂得工作。因此，在一天的紧张工作后，要让自己放松一下，如听音乐、看电视和做其他一些适合自己并且行之有效的活动。

总而言之，科学合理地安排生活和工作，培养广泛的兴趣，让疲劳的大脑得到适当的休息，才是消除生理、心理疲劳的根本方法，才能保持旺盛的精力面对生活和工作中的挑战。

第三节　社区老年人的心理健康教育

中国已迈入老龄化社会，老年人在全部人口中的比例不断增大。由于老年人的生理特点和面临的"空巢"现象等问题，他们的心理健康问题成为社区心理健康教育工作的重点之一。下面请看一个关于老年人的案例：

秋天来了，每个人都有收获。但72岁的老刘和老伴收获的却是孤独。老两口的两个儿子都在北京成家立业。因此，一年也见不到他们两三次。春节来了，老人终于盼到了一家人团聚的日子，两个儿子先后携家带口看望他们，天天陪老两口外出，逛街游玩。可假期一过，家里顿时冷冷清清，老两口一时回不了神，呆呆地坐着，无限的思念涌上心头。吃饭时，老刘和老伴不知多少次在孩子们的位置上摆放好碗筷，然后猛然发觉只有他们两人吃饭，又苦笑着收拾起桌子上的餐具，老伴为此经常偷偷掉泪。老两口走在院子里，邻居们羡慕地夸奖他们的儿子有出息，可是回家关上门，老两口却羡慕地倾听邻居一家团圆的欢声笑语……

一、社区老年人心理健康教育的意义

社区的特点之一是老年人口占很大比例，很多老年人退休之后，广泛的社会联系减少，这使他们感到不习惯和不适应。很多"空巢"老人会有孤独感和无助感。随着年纪的增长，老年人的身体状况会逐渐下降，一定程度上会引起心理方面的改变。因此如何帮助老年人适应退休生活以及从容应对生理衰老，是社区心理健康教育关注的重点之一。

二、老年人的心理特点

（一）健忘

人过五十岁以后，随着脑细胞功能的减退，记忆力减退是正常的生理现象，但老年人要注意进行适当的思维和记忆锻炼。

（二）固执，以自我为中心

老年人的很多习惯存在了几十年，很难改变，处理事情往往以过去的经验出发做出判断，表现出固执的特点。此外随着生理方面的衰老和社会地位的变化，他们从心理上渴求别人的尊重和关注。

（三）喜欢谈论过去的功劳

老年人一般阅历丰富，很多人曾经取得过一些成绩，甚至辉煌的功劳，老年的时候喜欢回忆，喜欢把这些事情一遍又一遍地向别人诉说。

（四）不易接受新鲜事物

经过几十年的人生，老年人头脑里形成了自己的价值观和经验系统。熟悉的经验已经根深蒂固，新的东西和头脑里原有的内容很难联系上，所以很多老年人不知道如何去把握，于是就拒绝，这是老年人心理活动的重要特点。

（五）敏感多疑

衰老给老年人带来许多不适，使老年人对现实的自我评价降低。这种不满意感挫伤了老年人的自尊心，增加了对他人负面情绪的敏感度，常常导致"说者无心，听者有意"的现象。

（六）愿意自己过，不愿麻烦别人

很多老年人虽然腿脚不利索，行动不太方便，但是不愿让人搀扶，甚至连拐杖都不爱用，不愿意麻烦别人。

三、社区老年人心理健康教育的内容

（一）正确认识生理上的老化

进入老年期，身体难免出现一些老化现象，如头发脱落、皮肤失润、视觉模糊、听力下降等。同时，一些潜藏着的老年病，如心脑血管疾病、呼吸系统疾病、泌尿系统疾病等也在渐渐地向老年人袭来。所以，如何应对生理老化，是老年人必须处理的一个难题。处理得好，延年益寿；处理不好，烦恼丛生。我们提倡的是老年人对自己身上出现的生理老化现象给予适当的关注。所谓适当关注，就是留意身上的变化，该求诊时得求诊，该求教时得求教，以便获得对这些变化的科学认识和正确对策。与此同时，理性地处理好治病与个人正常生活的关系，继续充分享受人生乐趣。总之，要承认自己老了，要服老、不惧老、不怕老。老年是人生美好的时光，有知识、有经验、有时间可以充分地享受人生，而不是恐惧衰老。

（二）应对角色变化，参与社会活动

许多老年人刚退休时很不适应，这是因为社会角色发生了改变。老年人原来担任的那个角色是在长期的工作、生活中形成的。角色的改变，不仅意味着失掉了某种权力，更为重要的是丧失了原来所担当的那个角色的感情，丢掉了几十年来形成的那种行为方式，因而感到失落，茫茫然不知所措，因此，老年人退休后，需要参与到社会活动中去，根据社会的需要和本人的能力、兴趣、意愿，通过不同的途径选择适当而有意义的工作，继续为社会做贡献，充当一个新的角色，建立新的感情，以适应角色的改变。此外，退休后老年人的生活规律发生了很大的变化，如果能够走出家庭，多与外界接触，扩大交往面，可以应对长时间"空巢"环境所带来的孤寂、失落、悲观等心境。如上老年大学、参加晨练社团等活动可以适当分配体力和转移注意力。多参加一些社区活动，如老年合唱团、音乐团、钓鱼、爬山等，既能多结交朋友，也能获得成就感。

（三）保持与年轻人共同成长的态度

老年人对于很多新事物不熟悉，很多新问题也没遇到过，所以继续学习，与年轻一代共同成长是客观上的需要。保持与年轻一代共同成长的态度，不是故作谦虚的自我贬抑，而是用行动给生命之树以养分、确保生命之树常青的积极人生态度。老年人要做到与年轻一代共同成长，首先要能客观全面地认识自己，承认自己的缺点和不足，即有自知之明。为了不被信息化时代边缘化，丰富自己的精神生活，享受现代文明的乐趣，老年人需要以年轻人为师，在某些方面向他们学习，包括向子女学习，甚至向孙辈学习。那些不怕被孩子们说成"菜鸟"的老年人，不仅体验了与时代一起前进的快慰，而且获得了与儿孙共同成长的欢乐，成了年轻人眼中的快乐老人、时尚老人。现在，这样的老年人越来越多了，

在老年大学、市民学堂、社区中心和一些家庭里，都可以看到他们在为自己的新发展忙碌着，在为自己潜能的新发现快乐着。

（四）保持家庭气氛的和谐

老年人退休之后，有了更多的时间待在家里，因而有机会重温以前的岁月，享受儿孙绕膝之乐。这种温馨和谐的氛围是很多人所向往的，因为它能使人心情舒畅、乐而忘忧。但这种氛围也是需要去精心营造的，要保持家庭气氛的和谐，至少有三种关系必须处理好。第一种关系是与老伴之间的关系。进入老年期之后，有些人的性格会发生一些消极变化，有的会变得不像过去的"他"或"她"。第二种关系是与子女之间的关系。一般来说，老年人的子女已是成年人，而且多半是已成家的人。因此老年人同已成年成家的子女的关系还涉及同子女配偶的关系。如果老年人关爱子女及其配偶，那么一般来说是能得到爱的回报的，这样，家庭气氛就会比较和谐。第三种关系是与孙辈之间的关系。幸福的家庭并不是没有矛盾、没有分歧的家庭，而是能理智处事、不感情用事的家庭。和谐的家庭氛围有助于老年人保持心理健康。

（五）保持自我反省和对生活的新鲜感

按照心理学家埃里克森的观点，人的一生的心理发展可以分为 8 个阶段。50 岁以后属于第 8 阶段，每个阶段有每个阶段的发展任务。人在 50 岁以后的人生阶段的发展任务是对自己的一生进行整合，从中获得完善感，避免失望感和厌恶感，形成对生命的一种超然的哲学智慧。显然，这就涉及对个人既往所思、所想、所作、所为的反省。这里所说的反省是指回过头去想一想，对自己的一切言行包括外显的与内隐的，做个理性的判断，借此认清自己、鞭策自己。自我反省贵在自觉。但毋庸讳言，老年人通常对自己的脸面问题比较敏感，年岁大了仍能保持自我反省的清醒感并非易事，年岁大且地位高仍能保持自我反省的清醒感就更为不易。

与此同时，生活的新鲜感是心理健康的重要养分，我们必须通过调整和拓宽生活圈来解决这个养分的吸收问题。老年人可以找一份力所能及的工作，或者当一名志愿者，又或者上老年大学，外出旅游，等等。所有这些都能增加生活乐趣，减少暮气，焕发朝气，使人感受到生活的新鲜和美。

四、社区老年人心理健康教育的指导原则

（一）积极参与社会活动

老年群体表现出来的许多矛盾、困惑和问题，很重要的一个原因是老年自身与发展中的社会之间的脱节。因此，为了保持与社会的紧密联系，维护和促进老年人的心理健康，积极参与社会活动显得尤为重要，老年人可以在这些活动中体验到成就感、社会尊重感、

社会价值感与意义感，提高生命价值和生活质量。

（二）选择合适的教育方式

要根据老年人的身心特点，选择相应的心理健康教育方式，而非正式教育（闲暇教育）是一种比较适合老年人的教育方式，这种教育的目的在于满足老年人在生活、健康、兴趣、爱好等个人方面的心理需要，增加老年生活情趣，提高生活质量。这类教育不追求知识传授的系统性，学习时间可长可短，学习内容可多可少，国际上一般称之为"完全个性化的、有充分自由度的教育类型"。

（三）普遍性与特殊性结合

随着老龄化社会的到来，我国的老年人口越来越多，已经形成了一个数量庞大的人群。作为老年人群的一员，生活在老年群体之中，个体无时无刻不受到群体的影响，因此需要注意了解老年人群的心理特点和普遍规律。与此同时，老年人走过几十年的岁月，形成了自己的行为习惯，不同的老年人有着各自的兴趣和爱好，因此也要注意不同老年人各自的心理特点和习惯，需要把普遍性和特殊性相结合。

（四）身心统一

越来越多的研究证明，心理健康和生理健康紧密相关，相互影响。而且由于生理上的衰老，老年人的身体容易出现健康问题，对身体健康也更为关注，因此老年人身体的健康程度对心理健康有着重要的影响。而通过积极的体育锻炼、卫生保健和构建良好的生活方式，以增强体质和生理功能，将有助于促进心理健康。

通过对社区老年人心理健康教育知识的学习，我们来分析一下本节开头的案例：

"空巢"现象：和上面两位老人一样，许多老年人因为种种原因，都开始过着"出门一把锁，回家一盏灯"的生活，他们的孤独感很强，其中又增添了思念、自怜和无助等复杂的情感体验，医生们称之为"空巢"综合征，具体表现如下：①精神空虚，无所事事。子女离家后，父母从多年形成的紧张而有规律的生活状态突然转入松散的、无规律的生活状态，无法很快适应，进而出现情绪不稳、烦躁不安、消沉抑郁等表现。②孤独、悲观、社会交往少。生活在"空巢"家庭中的老年人会感到寂寞和孤独，对自己存在的价值表示怀疑，陷入无趣、无欲、无望、无助的状态，甚至出现自杀的想法和行为。③躯体化症状。受"空巢"应激影响产生的不良情绪，可导致一系列的躯体症状和疾病，如失眠、早醒、睡眠质量差、头痛、乏力、食欲不振、心慌气短、消化不良、心律失常等。"空巢"综合征的应对措施有以下几点。

（1）子女们要充分认识到"空巢"老人在心理上可能遭遇的危机，做到心中有数，才能够有的放矢地为父母的身心健康做一些实事，消除他们的孤独空虚感。例如，每次回家看望老人除了天南地北的家常话"唠"个不停外，还要积极参与家务劳动，使老人充分体会子女的理解与孝心。

（2）那些分居或在外地工作的子女，更应该格外关心老人，有机会就回家和老人团聚、谈心，让家中重现往日的热闹和温馨，平常多给老人打个电话，使老人得到心理上的慰藉。

（3）老人自己也要积极面对"空巢"的现实，多参加一些老年人的活动，比如晨练、跳舞、打球、郊游等，重新走入社会，开拓自己的人生空间。

（4）对于居丧老人而言，最好的办法莫过于为其找个老伴，在生活上互相照顾、互相体贴，精神上互相安慰、互相尊重，满足老人对爱与归属感的需要。

第四节　社区慢性病人群的心理健康教育

许多慢性病患者由于长期饱受病痛的折磨，心态容易变得消极，严重者甚至可能轻生。这种消极的情绪和心态一方面使得患者自身的康复受到阻碍，另一方面也使得患者的亲人和朋友受到负面的影响。下面请看一个关于社区心理健康教育的案例：

张大妈今年50岁，刚查出患有糖尿病的时候，并不是很在意，既没有按医生的要求服药，饮食上也没有特别注意，结果血糖一直处在较高的水平。直到后来，脚和小腿开始浮肿，眼睛也越来越看不清东西了，这才着了急。在医生耐心的讲解下，张大妈积极地配合治疗，血糖逐渐下降，各种症状也有了明显的改善。但是，身体好起来以后，张大妈又有点管不住自己了，以为自己没事了，不但停了药，吃喝也不再控制，这样一来血糖又高了。这使得张大妈心里很烦，担心自己的病会越来越重，甚至觉得日子也没法过了。

一、社区慢性病人群心理健康教育的意义

慢性病主要指以糖尿病、恶性肿瘤、心脑血管疾病（高血压、冠心病、脑卒中等）、慢性阻塞性肺部疾病（慢性气管炎、肺气肿等）、精神异常和精神病等为代表的一组疾病，具有病因复杂、病程长、健康损害和社会危害严重等特点。

在慢性病的患者中，出现心理问题的人不在少数。长期患病的痛苦，患病后与社会联系的明显减少或因患病失去了工作，收入明显下降，家庭矛盾，与朋友的疏离等都是造成他们出现心理问题的主要原因。心理障碍对慢性病患者的身体康复有十分显著的影响。因此，对社区慢性病人群的心理健康教育，是社区工作的重中之重。

社区慢性病人群心理健康教育是运用心理学的知识与技术以及健康教育的理论和方法，解决社区慢性病人群的卫生问题，改善居民的生理、心理健康水平，它既涉及大众媒体的运用又干预了具体的健康行为，涉及身心健康、慢性病的三级预防、医疗和康复的全方位和全过程。因此社区慢性病人群心理健康教育对提高我国社区服务能力、促进大众身心健康、构建和谐社会都具有重要的现实意义。

二、慢性病人群的心理特点

社区慢性病人群易由生理问题引起心理问题。如高血压患者易紧张、发怒、情绪不稳等；冠心病患者经常精神紧张、易怒、忧虑；肿瘤患者开始害怕、恐惧，后来悲伤、郁闷，最后心理绝望、屈服。总的来说，社区慢性病人群的心理特点如下：

（一）主观感觉异常，注意力转向自身

健康人群的精力集中于工作或学习，心理活动经常指向外界客观事物。人患病后，注意力转向自身，感觉更加敏锐，很多病人甚至能听到自己胃肠蠕动的声音，心中总想着自己的病，而对其他事物很少关心，容易被误解为冷漠。

（二）紧张、焦虑、恐怖

许多病人入院后会感到紧张，特别是看到周围的病人死亡时，会产生恐惧心理，怕疼痛、怕开刀、怕变残、怕死亡。这种心理对康复极为不利，会削弱病人的主观能动性，使机体免疫力降低。

（三）被动依赖，情感脆弱

由于不断受到亲人的关怀与照顾，病人会变得被动、依赖性增强，本来自己可以做的事情也不愿意动手；情感变得脆弱，甚至幼稚，像个孩子似的，总希望亲友多照顾、多探视、多关心自己。

（四）多疑、神经过敏

病人往往会变得神经过敏，听到别人低声谈话，就以为是谈自己的病，对医护人员和亲友的好言相劝也常半信半疑，甚至无端怀疑医护人员给自己开错了药、打错了针。这种异常心理不仅会对医患关系起破坏作用，也不利于病人安心养病。

（五）心境不佳，情绪不稳

生病属于负性刺激，势必影响病人的情绪，使病人形成不良的心境，容易发脾气，给人以不近人情的感觉。病情越重，病程越长，这种异常情绪反应越严重。这种消极情绪不仅容易被人误解，使人不愿意接近，而且还不利于身体康复。

三、社区慢性病人群心理健康教育的内容

（一）定期开展针对性的心理健康教育

社区工作人员需针对不同类型慢性病人群的心理特点和心理需求，有针对性地介绍疾

病的基本知识、治疗方法、愈后的注意事项以及病情的进展程度等，让患者消除异常心理和心理负担，提高自我心理保健能力。帮助患者正确认识疾病，增强患者的自我保健和自我照顾的能力，树立早日战胜疾病的信心。

（二）帮助慢性病患者了解自我，改善不良认知

帮助慢性病患者认识自己所得的疾病，了解慢性疾病的治愈需要一个漫长的过程，应当在日常生活中戒掉不良的嗜好，科学规律地生活，适当地锻炼身体。对于疾病的科学理性的认识对慢性病患者身体的治愈有积极的促进作用。

对于某些疾病来说，不良的认知是造成心理问题的重要原因。改变患者不合理的信念，让患者明白造成自身困扰的是自己的非理性思维。这种方法可以有效帮助抑郁症患者、酒精依赖者等慢性病患者。

（三）帮助慢性病患者改善情绪，保持乐观积极的心态

社区内的很多慢性病患者，由于长时间用药与治疗，会出现抑郁等负面心理情绪，而保持与患者的接触和沟通，可以帮助患者宣泄负面情绪。一些行之有效的文体活动的开展，会对患者树立健康积极的情绪起到帮助的作用。研究表明，心理平衡可激发身体产生健康的物质来对抗致病的物质。

（四）保持慢性病患者家庭关系稳定、和谐

家庭的幸福程度对慢性病患者有很大的影响，一个幸福美满的家庭会帮助患者早日克服疾病，而在一个家庭关系破裂的环境下，很多患者的病情恢复缓慢甚至加重。社区工作人员应该对患者家属及陪护人员进行相应的指导，指导他们在精神上给患者以鼓励、支持，避免负性刺激。帮助患者的家属、亲友了解患者产生心理问题的原因，给予患者足够的支持和疏导，使家属、亲友与患者一起积极配合医务人员进行一系列的治疗，有助于患者心情舒畅，早日康复。

（五）慢性疾病心理健康教育的举例

1. 高血压

高血压患者若遇到较大的精神压力无法自我排解时，应向朋友、亲人倾吐，或参加听音乐、练书法以及绘画等轻松愉快的业余活动，也可将精神倾注于花草之中，使自己心态平和，从而维持稳定的血压。

2. 冠心病

冠心病患者发病时往往情绪紧张。社区人员要用正确的态度积极鼓励患者，帮助患者消除紧张、焦虑、恐惧的情绪，避免各种诱发因素，忌暴怒、过度思虑以及过喜情绪。社区工作人员应鼓励冠心病患者养成养花、养鱼等良好习惯，以怡情养性，调节自己的情绪。

四、社区慢性病人群心理健康教育的指导原则

（一）教育性原则

教育性原则是指社区工作人员在对慢性病患者进行心理健康教育的过程中，要根据具体情况，提出积极中肯的建议，始终注意培养患者的积极乐观的精神，帮助患者用正确的态度面对疾病，与疾病做斗争。

（二）差异性原则

差异性原则是指对社区慢性病人群进行心理健康教育的同时，要关注和重视慢性病人群的疾病差异。不同类型病人的心理特点和心理需求是不一样的，据此开展形式多样、针对性强的心理健康教育活动，能更有效地提高社区慢性病人群的心理健康水平。

（三）发展性原则

发展性原则是指在心理健康教育过程中，必须以发展的观点来对待社区慢性病人群，要顺应慢性病人群的生理、心理特点和规律，以发展为重点，促进社区全体慢性病人群的心理健康获得最大程度的发展。

（四）保密性原则

保密性原则是指在心理健康教育过程中，社区工作人员有义务对社区慢性病人群的个人情况以及谈话内容等予以保密，社区慢性病人群的名誉和隐私权应受到道义上的维护和法律上的保护。

了解社区慢性病人群心理健康教育的知识以后，让我们对本节开头的案例进行分析：

糖尿病是一种慢性疾病，不能根治，因此一旦被确诊为糖尿病，人们往往会产生很大的精神压力。有人担心自己再也不能和正常人一样生活、工作，变得很伤心、忧郁，或者因此心情烦躁、生气发怒。殊不知，坏情绪对糖尿病的影响较大。国外有关研究表明，情绪因素对糖尿病的预后有着十分重要的影响。

一旦得知自己患上了糖尿病，人们往往会产生两种心理误区：①对糖尿病"满不在乎"。他们或是因为不了解糖尿病的危害，或是因为本身不愿意约束自己，对糖尿病采取听之任之的态度，不承认、不检查、不治疗。②对糖尿病"过分在乎"。这部分人或者表现得怨天尤人、悲观失望，甚至消极厌世，不积极配合治疗；或者表现为紧张焦虑，惶惶不可终日，常常不敢吃这、不敢吃那，以致体质和免疫力逐渐下降；或者表现为有病乱求医，四处求药，八方投医。上述两种态度都不利于糖尿病的治疗。

要想真正走出这些心理误区，可以从以下几点入手。

第一，正确认识糖尿病。主动学习一些与糖尿病有关的医学知识，在思想上重视它。

为了更多地了解糖尿病知识，打消因患糖尿病而产生的孤独感，一种方法是与同样患糖尿病的病友交流。另一种方法是多阅读一些为糖尿病患者出版的书、小册子和杂志，搜集相关的信息。

第二，善于控制情绪。有资料表明，暴怒对糖尿病患者影响最大；这些精神刺激会使糖尿病患者的血糖浓度迅速升高，导致病情恶化。因此，糖尿病患者必须学会控制自己的情绪，对待糖尿病采取"既来之，则安之"的态度，保持开朗、平静的心情。万一遇到某些精神上的挫折，应尽量放开胸怀，保持情绪稳定，尽量做到不生气，不发脾气，以防病情恶化。

糖尿病患者平日里感到精神过分紧张疲劳的时候，可以关门静养片刻，不想事情，不听电话，使大脑得到短暂的充分休息；或者暂时放下手边的事情，把双手放在桌子上，头靠双臂，小睡几分钟；再或者打开录音机，欣赏一曲美妙的音乐，这样可以使头脑感到清醒，精神振奋。

第三，合理控制饮食，适量运动。严格控制饮食是糖尿病治疗的重要环节。适当的运动有利于降低血糖；另外，运动还可增强体质，增加免疫力。运动时应当做全身性运动，使全身每个部位都得到锻炼，比如做操、散步、打拳等，运动量要适中。

第四，积极寻求社会各方面的帮助。当在工作或生活中遭受挫折和打击时，应该主动找家人、朋友或者同事倾诉。同时，糖尿病患者应该与医生密切合作，共同战胜疾病。

第五章　社区常见的心理行为障碍

第一节　神经症

　　雨，是大自然的一种天气现象，但自古以来它就被人们赋予了各种各样特别的意义，尤其是常常被文人墨客当作抒发情怀的象征物。我们的来访者琳琳同学对雨天担心与害怕的心情已经严重地影响了她的生活，特别是干扰了她即将面临的高考。这又是怎么回事呢？琳琳的父亲是一个农民，平时工作很辛苦，跟琳琳沟通的时间比较少。中考前些天，父亲送给了琳琳一把雨伞作为礼物，琳琳非常爱惜这把雨伞。可是就在中考那天，天上下起了瓢泼大雨，琳琳用这把新雨伞遮风挡雨，结果到了考场身上还是被淋湿了一大片。当看到试卷时，琳琳大脑"一片空白"。在考试中，琳琳发挥失常，从此以后她就非常讨厌下雨，尤其是在她认为值得纪念的日子。每次遇到下雨天，她就会变得非常紧张和焦虑不安。这严重影响了琳琳的生活，琳琳因此向咨询师求助。

　　琳琳的个案就是神经症中恐怖症的典型表现，现在就让我们来详细了解一下神经症的概念、临床表现和不同人群的神经症特点等内容。

一、神经症的概念与分类

（一）神经症的概念

　　神经症是一种常见的精神症状，以紧张不安、惊恐难耐、持续或反复发作为主，伴有心理、行为、身体变化的一组症候群，以广泛和持续性焦虑或反复发作的惊恐不安为主要特征，常伴有头晕、胸闷、心悸、呼吸急促、口干、尿频、尿急、出汗、震颤等自主神经症状和运动性紧张。心理变化包括兴奋不已、思想专注集中于某事、烦躁不安，以及情绪、思维方式改变；行为变化包括警觉水平过高，处理事物不容易集中精力，对日常生活中的事物失去兴趣等。

（二）神经症分类

　　神经症分为慢性神经症、急性神经症和恐怖症。

1. 慢性神经症

在没有明显诱因的情况下，患者经常出现过分担心、害怕、紧张的情况，常伴有胸闷、头晕、心慌、呼吸急促等症状。

2. 急性神经症

在日常生活中患者突发恐惧紧张心理并伴有濒死感，以及胸闷、心慌、呼吸困难、出汗等。发作突然开始，迅速达到高峰，但是发作时意识清楚。

3. 恐怖症

恐怖症是以恐怖症状为主要临床表现的一种神经症。患者对某些特定的对象产生强烈和不必要的恐惧，伴有回避行为。恐惧的对象可能是单一的或多种的，如动物、广场、闭室、登高或社交活动等。患者明知其反应不合理，却难以控制而反复出现。青年期与老年期发病者居多，女性更多见。

二、神经症的症状与特点

（一）神经症的症状

1. 慢性神经症

（1）焦虑情绪：表现为对客观上并不存在的某种威胁或危险，患者表现出担心、不安和害怕，常常不能控制，使患者颇为苦恼。此外还有易激惹，对声音异常敏感，注意力很难集中，记忆力不好等状况。

（2）躯体症状：以自主神经功能亢进为主，如口干、上腹不适、恶心、胀气、腹泻、胸紧、吸气困难或呼吸迫促、心悸、胸痛、心动过速、尿频、尿急等。此外还有眩晕、出汗、面色潮红等。

（3）运动症状：与肌肉紧张有关，有紧张性头痛，在顶、枕区，有一种紧压感。特别是背部和肩部的肌肉疼痛，手部有轻微震颤。

2. 急性神经症

（1）在躯体症状方面：当急性焦虑发作时，常会伴随严重的心血管系统的症状，如病人觉得"心脏快要跳出来了"，不时地出现心悸、心慌，严重时甚至会出现昏厥。过度的呼吸导致血液中碱性成分增加，从而发生手足麻木、头部发胀，以致出现肌肉抽动。病人也会有胃肠症状，如上腹部不适、腹痛、大小便紧迫、腹泻或便秘等。此外，病人还可能出现震颤、多汗等。

（2）睡眠障碍：患者几乎总是或多或少地存在睡眠障碍，大多表现为不易入睡，或入睡后易醒，醒时不安宁，常诉有噩梦，醒后很恐惧。

3. 恐怖症

恐怖症的中心症状是恐怖，并因恐怖引起剧烈焦虑甚至达到惊恐的程度。因恐怖对象的不同可分为以下几种。

（1）社交恐怖。主要是害怕出现在众人面前，特别是对于被人注意更为敏感。他们不敢到公共场所，有一种缺乏自信的心态。因此，总是不愿从安静的会场走出，不敢在餐馆与别人对坐吃饭，从不与人面对面就座，尤其回避与别人谈话。赤颜恐怖是较常见的一种，病人只要在公共场合就感到害羞、局促不安、尴尬、笨拙、迟钝，怕成为人们耻笑的对象。有的病人害怕看别人的眼睛，怕跟别人的视线相遇，这种情况称为对视恐怖。

（2）单纯性恐怖。单纯性恐怖是恐怖症状中较为常见的一种，儿童时期多发。如对蜘蛛、蛇或高处、黑暗、雷雨等发生恐怖。对雷雨恐怖者，不仅对雷雨觉得恐怖，而且对可能发生雷雨的阴天或湿度大的天气也感到强烈的不安。更有甚者为了解除焦虑，主动离开这些地方，以回避雷雨的发生。

（3）广场恐怖。患者不仅对公共场所恐怖，而且担心在人群聚集的地方难以很快离去，或为无法求援而感到焦虑。这些公共场所包括火车站、超市、理发店和影剧院等。因此该类患者常喜欢待在家里，不轻易出门，以免引起心神不定、烦躁不安。

（4）旷野恐怖。患者在经过空旷地方时就发生恐怖，并伴有强烈的焦虑和不安。因此患者怕越过旷野，严重时害怕越过任何建筑，如害怕跨越街道、桥梁、庭院和走廊等。此外还有闭室恐怖者，他们害怕较小的封闭空间，如怕乘电梯、地铁、火车、客船等。患者多呈慢性起病，可持续多年，但大多逐渐有所改善，一般起病急者易缓解。

（二）神经症的特点

1. 神经症临床表现特点

神经症多数在中、青年期起病，女性的发病率比男性高一倍。临床表现有以下四种。

（1）病理性焦虑情绪：持续性或发作性地出现莫名其妙的恐惧、害怕、紧张和不安。有一种期待性的危险感，感到某种灾难降临，甚至有死亡的感受（濒死感）。患者担心自己会失去控制，可能突然昏倒。70%的患者同时伴有忧郁症状，对目前、未来的生活缺乏信心和乐趣。有时情绪激动，失去平衡，经常无故地发怒，与家人争吵，对什么事情都看不惯、不满意。

（2）神经症认识方面的障碍：对周围环境不能清晰地感知和认识，思维变得简单和模糊，整天专注于自己的健康状态，担心疾病再度发作，因而影响正常的工作、学习和生活。

（2）躯体不适症状：常为早期症状，如心悸、心慌、胸闷、气短、心前区不适或疼痛、心跳和呼吸次数加快，全身有疲乏感，生活和工作能力下降，简单的日常家务工作变得困难不堪，无法胜任，这些症状反过来又加重患者的担忧和焦虑，还有失眠、早醒、梦魇等睡眠障碍，而且颇为严重和顽固。绝大多数神经症病人还有消化功能紊乱的症状，并伴有手抖、手指震颤或麻木感、阵发性潮红或冷感、尿频、尿急、头昏、眩晕、恐惧、晕厥发作等。

（4）精神性不安：坐立不安，心神不定，搓手顿足，踱来踱去，小动作增多，注意力无法集中，自己也不知道为什么如此惶恐不安。

2. 神经症的病理现象

（1）焦虑是一种情绪状态，病人基本的内心体验是害怕，如提心吊胆，忐忑不安，甚至极端惊恐或恐怖；

（2）这种情绪是不快的和痛苦的，有一种濒死或马上就要虚脱昏倒的感觉；

（3）这种情绪指向未来，它意味着某种威胁或危险即将到来或马上就要发生；

（4）实际上并没有任何威胁和危险，或者用合理的标准来衡量，诱发焦虑的事件与焦虑的严重程度不相称；

（5）与焦虑的体验同时存在的还有躯体不适感、精神运动性不安和自主神经功能紊乱。

三、不同人群的神经症症状

（一）儿童神经症症状

幼儿期情绪上多表现为烦躁、哭泣或吵闹，难以安抚和照料，不易抚养。3岁以后表现出害怕、恐惧的感觉，行为上表现为胆小，不愿离开父母，纠缠母亲；上幼儿园时惶恐不安，哭闹。患儿较易出现食欲不振、胃肠功能紊乱，时有呕吐、腹泻，或呈营养不良的容貌。晚间入睡困难、夜眠不安、易惊醒、多噩梦或有梦魇等。入学后有发作性紧张、恐惧，担心会有可怕的事情发生，焦虑不安，唉声叹气，对家庭、学校不满，抱怨或发脾气，同时拒绝上学，即使勉强到校也很少与同学、老师交往。上课注意力不集中，小动作多，学习成绩偏差。患儿因焦虑、烦躁情绪易与同学发生矛盾和冲突而被排斥，因此不愿上学，常有旷课、逃学现象发生。常伴有恐怖症状、强迫症状，有时演化为学校恐怖症。常见的症状如呼吸急促、胸闷、心慌、头晕、头痛、出汗、恶心、呕吐、腹痛、口干、四肢发冷、腹泻、便秘、尿急、尿频、失眠和多梦等。

（二）青少年神经症症状

随着年龄的增长，很多孩子进入了青春期，有些青少年会有比较多的躁动情绪，很多人都觉得这是一种很正常的现象，但是随着时间的推移，这种情况会越来越严重，这个时候的躁动就很可能已经不再是简简单单的青春期的表现了，很有可能已经发展成为青少年神经症。

青少年神经症的主要症状：①迫在眉睫感：患者自己感觉迫在眉睫，不幸即将到来，所以惶惶不可终日。②自我失控、自我怀疑感：觉得自己对任何事情都拿不准，难以把握，怀疑自己的学习能力，常常犹豫不决，无所适从。感到自我失去控制，伴有强烈的恐惧感。③高度警戒感：好像面临紧急处境、高度警戒、心跳加快、肌肉紧张、对外界事物敏感，尤其害怕噪声，普通强度的谈话或者是脚步声都会让他难以忍受。④过分关注：对自己的身体变化过分关注，容易产生疑病观念，对外人的表情、态度过分关注，容易产生敌对和攻击的现象。因为长时间高度戒备，精神和身体严重耗竭，所以会觉得疲乏。⑤无力挫折感：感到自己在处理任何问题时都无能为力，对自己精神和躯体上的痛苦体验无力改变，凡事穷思竭虑但是无力改变。

（三）中年期神经症症状

中年是人生最宝贵的时期，同时也是心理压力最大的阶段，持续的心理紧张极容易造成心理上的焦虑疲劳。来自各方面的压力可能引起中年期神经症：①来自家庭的压力：中年人是家庭中的支柱，繁杂的家务、子女的教育、家计的安排使他们疲惫不堪，表现为心绪不宁、乱发脾气、焦躁不安。②来自自身的压力：中年人大多迫不及待地想在事业上有所建树，于是不断地给自己加压，以致身心疲惫不堪。同时，人到中年健康状况开始下降，内分泌失调，免疫力下降，许多中年人不能正视身体的各种变化，给自己造成一种无形的心理压力，表现为忧心忡忡、担惊受怕。③来自工作的压力：许多中年人是工作中的骨干，工作中复杂的人际关系，都会使人感到情绪紧张、烦躁不安；知识更新节奏加快，要求中年人不断学习新的科学知识，才不会落后于他人。但人到中年，已不可能像年轻时那样精力充沛地学习，心力不济与工作中的紧迫感无形中使得中年人承受着极大的心理压力，从而产生心理疲劳。

（四）老年神经症症状

近几年，老年人逐渐发展成为神经症的高发人群。有些我们觉得很正常的事情，在他们看来却能苦恼半天，以致影响吃饭、睡觉和身体健康。其实这些都是老年神经症的表现。一般而言，老年神经症症状可分为三大类：其一，现实性或客观性焦虑，如对于自身衰老、子女生活、家庭幸福感等多种问题的过度担忧。其二，神经过敏性焦虑，即不仅对特殊的事物或情境发生焦虑性反应，而且对任何情况都可能发生焦虑反应。其三，自我价值感焦虑。有的老年人怕自己的行为不符合自我理想的标准而受到良心的谴责。对于自己无法为社会做出贡献深感内疚，继而坐立不安、不断自责。

从各方面的研究情况来看，神经症患者最普遍的症状表现为：①情绪的改变：患者最突出的症状是持久的情绪低落，表现为表情阴郁、忧心忡忡、惶惶不安。患者常用"焦灼""紧迫感""迫在眉睫的感觉"之类的词来描述自己的心情。患者经常感到心情压抑，常因小事大发脾气。②躯体症状：也为神经症早期症状特点。约80%的病例有失眠、头痛、身痛、心悸、心慌、胸闷、气短、呼吸急促、口干、尿频、尿急、出汗、震颤、坐卧不安等症状。③认知改变：患者对日常生活活动感觉压力过大，缺乏安全感，对各种娱乐或令人愉快的事情体验不到愉快，常常自卑、自责、内疚，常感到脑子反应迟钝。④意志与行为改变：患者意志活动减低，很难专心致志地工作，尽管他们可能有远大的理想和抱负，但很少能专心做好。他们想参与社交，但又缺乏社交的勇气和信心。患者处处表现出被动和过分依赖。

四、神经症患者的心理特点

神经症患者大都存在以下一种或几种心理特点：

（一）缺乏自控感

患者常会由于一些轻微的刺激而产生较强的反应，如普通的响声，门口、窗外闪过的人影都会使患者大惊失色，情绪极其不稳定，稍有不顺就会烦躁、生气，甚至勃然大怒。

（二）忧虑担忧心理

对现实生活中的某些问题过分担心或烦恼，总是惶惶不安，忧心忡忡。产生消极自我暗示，神经过敏，呈持续性、弥漫性的焦虑，由此引起身体和心理上的持续不适。

（三）自我评价过低，有自卑倾向

如果患者的自尊感较低，当面对巨大压力与挑战时，自身的价值感和意义感就会受到冲击，焦虑情绪随之产生，使其对自己的"无能"而产生的挫败感到自责和自卑。

（四）生活压力大，有沉重感

患者常感到生活过于沉重，压力相当大，做任何事情都是不得已而为之，不是出于个人的兴趣和意愿，只是为了不被社会淘汰，不被集体排斥。特别是在工作、学习和社会交往中，这种被动的应付，决定了不会有很好的效果，而不好的效果又会使患者继而产生焦虑、胆怯心理，使患者在以后的工作、学习和社会交往之前就开始心事重重，产生预期性焦虑，这样就形成了一种恶性循环。

（五）焦灼、紧迫感

患者常有迫在眉睫的感觉，总觉得时间不够用，觉得很多事情都到了不得不做的地步而自己却又毫无精力、没有能力去完成。心情过度紧张而得不到有效的缓解，休息的时候仍然惦记着要做的事情而不能有效地放松，工作的时候由于过分焦灼而影响个人能力的发挥，从而影响了工作进度。

（六）记忆力下降，效率下降

对于一件很平常、很容易的事情，患者却觉得做起来十分吃力，甚至漏洞百出。本来可以短时间做到并做好的事情，往往要耗费很长时间才能完成。

（七）疑患不治之症

由于长时间地沉浸在焦虑或过度紧张的心理体验之中，以及由此给患者带来的工作、学习、生活方面的负面效应，部分患者常常怀疑自己得了某种不治之症，而且就算医生诊断没有病，患者仍然坚信不疑。

（八）不成熟的心理防御

神经症患者在焦虑发作的时候，正是其内心冲突无法继续压抑、有释放的强烈愿望之时，因此会采取投射、抱怨、幻想和分裂的防御方式。

五、长期神经症后果

神经症这种常见的心理疾病，使患者无法克服自己的焦虑，而长期处于焦虑的环境中会给患者带来很大的伤害，有可能会带来一些严重的后果。

（一）失眠

焦虑的人和那些生活上经历许多压力事件的人更有可能患上失眠。压力和焦虑可能会导致长期的睡眠问题。

（二）增加死亡率

美国一项研究表明：紧张水平高的男性，有大约 25% 患上了心脏病，而且死亡率比正常人高 23%。对于女性而言，高度焦虑的女性的死亡率比正常人高 23%。由此可见，长期患有神经症的危害是非常大的。

（三）增加癌症发生率

精神心理因素虽不能直接致癌，但它往往以一种慢性的、持续性的刺激来影响和降低肌体的免疫力，从而增加癌症的发生率。

第二节　抑郁症

小徐，男，19 岁，高二学生。父亲患精神分裂症。自己从小觉得受歧视，小学时听邻居说"这孩子可怜，爸爸是精神病"，即产生见不得人的想法，觉得"世上哪有我这样不幸的人"。进入初中，小徐认为父亲有病是"家丑"，不让他参加家长会。由于小徐学习不好，老师经常罚他，并封他为班上"第 2 号呆子"，他非常恨这位老师，同时更感到自卑。初二时，他得了慢性肾炎，休学一年。回校后，成绩仍很差。小徐的身体一直不好，不能像其他男生那样生龙活虎，渐渐觉得自己离班级、同学越来越远。随着年龄的增长，他看到同学各有所乐，更觉得自己无用，周围的人都看不起他，又认为周围的同学、老师等都是小市民，无法理解自己。身体状况也无改善，经常腰酸、背痛、头晕、头痛及乏力，但不愿去医院检查治疗。初三起即产生想死的念头，并设想了具体的死法，但没有勇气。进入高中后，一切均无改善，对社会、家庭，对人生，对自己极度悲观失望，提不起精神去上学，也不想上学，觉得自己是社会中多余的人，还是死了好。

小徐同学表现出来的症状就是典型的抑郁症。下面为大家介绍一下抑郁症的定义、症状、早期抑郁症的表现特点、抑郁症形成的原因和不同人群的抑郁症表现等内容。

一、抑郁症的定义

抑郁症又称抑郁障碍，是以显著而持久的心境障碍为主要特征的一种心理障碍。病人常有兴趣丧失、自罪感、注意困难、食欲丧失的感受，甚至有死亡或自杀的念头，此外还包括认知功能、语言、行为、睡眠等异常表现。病人常自我怜悯、易激惹、抑郁，但自制力、工作及生活能力不受严重影响，主要是内心体验痛苦。

二、抑郁症的表现

（一）主要症状

抑郁症的主要症状包括情绪低落、兴趣缺乏、精力不足、悲观、诸多抱怨、睡眠不良、食欲下降、女性月经失调、性欲减退和自感能力不足等。

1. 情绪低落

从闷闷不乐、悲观失落到悲痛万分，觉得自己非常失败、一无是处，对前途感到渺茫和绝望，觉得个人存在毫无价值，充满无望和无用感，对自己缺乏自信心并伴有无助感。

2. 兴趣缺乏

对曾经喜爱的事物或活动失去兴趣，丧失了享乐的能力。

3. 精力不足

感到过度疲乏无力，没有精神，行动迟缓，语调低沉，语速缓慢，有时闭门独处，淡漠亲情，无力学习、工作，不能料理家务，严重者不语、不动、不吃、不喝，甚至终日卧床不起。

（二）心理症候群

1. 焦虑

焦虑常常伴随抑郁出现，其躯体表现为胸闷、心跳加快和尿频等。

2. 自罪自责

病人自我评价过低，明明学习、工作很好，却对自己事事不满意，因为曾经有过的一些微小的过失和错误责备自己，认为自己给社会和家庭带来了损失和伤害，使别人遭受了痛苦，认为自己有罪，当受惩罚，甚至常主动去"自首"，这是导致自杀、自残的主要因素。

3. 自杀

有自杀观念和自杀行为的抑郁症病人占到50%以上，约有10%—15%的病人最终会死于自杀，偶尔出现扩大性自杀和曲线自杀。

4. 精神运动性迟滞或激越

精神运动性迟滞病人在心理上表现为思维发动的迟缓和思流的缓慢。同时会伴有注意力和记忆力的下降。激越病人则与之相反，脑中反复思考一些没有目的的事情，思维内容无条理，大脑持续处于紧张状态。但是由于无法集中注意来思考一个中心议题，因此思维效率下降，无法进行创造性思考。

5. 自知力受损

相当一部分抑郁症病人自知力完整，能够主动求治。但存在明显自杀倾向者的自知力可能有所扭曲，缺乏对自己当前状态的清醒认识，甚至完全失去求治欲望。伴有精神病症状者的自知力不完整，甚至完全丧失了自知力。

（三）躯体症状群

躯体症状群如下：

（1）睡眠紊乱：多为睡眠障碍，如失眠、早醒等。

（2）食欲紊乱：食欲降低或体重明显减轻。

（3）性功能减退。

（4）慢性疼痛：不明原因的头疼或全身疼痛。

（5）晨重夜轻：病人的不适感以清晨最重，在下午和晚间有不同程度的减轻。

（6）非特异性躯体症状：如周身不适、头昏脑涨、心慌气短、胃肠功能紊乱等，无特异性且多变化。

三、抑郁症早期人群心理特点及心理的躯体表现

（一）抑郁症早期人群心理特点

抑郁症早期人群是指已经患有抑郁症，但症状比较轻微或不明显，让人不容易察觉的人群，常常以躯体的不适症状开始。其主要表现为：

（1）一天中的大部分时间都表现为意志消沉，几乎每天如此。可通过两种方式得到证明，一种是主观表达，如感到空虚、无助、悲伤等；另一种是通过别人的观察，如爱哭

泣等。青少年则表现为情绪的莫名急躁和激惹。

（2）一天中的大部分时间内，对所有的事物明显感觉兴趣不大或者不感兴趣。

（3）没有节食行为体重却明显下降，或体重明显增加（例如一个月的体重变化超过5%）。

（4）有失眠或者嗜睡的状况，几乎每天如此。

（5）通过自己的主观表达和别人的感受，确定其情绪表现为激动不安，或者反应迟钝，几乎每天如此。

（6）觉得疲劳或者无精打采，几乎每天如此。

（7）有过多的、不恰当的内疚感，感觉自己一无是处，几乎每天如此，不仅仅是因为生病。

（8）每天思考或集中注意力的能力下降，或者犹豫不决，可通过自己的主观表达和别人的感受得到证明。

（9）总是想到死，对死亡存在恐惧，却反复出现自杀的念头或试图自杀，或有明确的自杀计划。

（二）抑郁症早期人群心理的躯体表现

抑郁症可以使患者在情绪上、个性上、社交方面和思想上发生一些改变，归纳如下：

1. 抑郁症的早期情绪表现

抑郁症患者早期会出现情绪波动，这是抑郁症的典型特征，如焦虑暴躁、心神不宁、心情沮丧、脑中充塞负面想法等。

2. 抑郁症的早期个性表现

抑郁症的早期个性表现从个体的个性特征上能够看出来。容易患抑郁症的人，大都有着追求完美的个性特点，干什么事都必须全力以赴，即使能力有限，却仍不断强迫自己，长此以往，会发现自己已经陷入抑郁状态。

3. 抑郁症的早期社交表现

抑郁症的早期社交表现从个体的社会交往情况中能够体现出来。抑郁症患者大多不想和人会面。这些人以前都能和其他人正常沟通和接触，在个性上也算是具有亲和力的人，但如今却总是不想见人，包括不想和他人交谈、动不动就暴躁、无法信任亲朋好友、与别人格格不入、把自己的问题归咎于别人、无法与别人相处等。

4. 抑郁症的早期思想表现

抑郁症的早期思想表现为思维模式的变化，具体包括讨厌明亮的场所、害怕与人接触、认为自己一无是处、任何事都觉得是自己的责任等。并且，抑郁症患者无法借助运动、聊天、参加活动或听轻快音乐来排解心中的愁闷，只有和自己目前情绪同质的氛围，才能让患者感到平静安心。

四、抑郁症形成的原因

有调查显示，与抑郁症患者血缘关系愈近，患病概率越高。一级亲属患病的概率远高于其他亲属，这与遗传疾病的一般规律相符。一方面，绝大多数专家认为，当一个人同时存在以下多个社会、心理和躯体方面的问题时，脑内会发生某种变化，就出现了抑郁；另一方面，一些环境因素也可能是引发抑郁症的原因。

我们将引起抑郁症的原因总结为：①长期承受较大的心理压力；②人际关系出现问题；③经济问题；④突发的、严重的损失或丧失；⑤悲观厌世；⑥自尊心不强；⑦处理问题的能力有限；⑧酒精或物质滥用；⑨慢性躯体疾病。

五、不同人群的抑郁症特点与表现

（一）儿童抑郁症

儿童抑郁症是指在儿童时期起病的以情绪低落为主要表现的一类精神障碍。儿童抑郁症的识别率低，诊断难度大，临床表现有以下几点。

（1）情绪波动大，行为冲动。成年人抑郁症常见的表现如体重减轻、食欲下降、睡眠障碍、自卑和自责感等在儿童抑郁症中却不常见，相反，易激惹、发脾气、离家出走、学习成绩下降和拒绝上学却十分常见。

（2）部分儿童还不能准确表达内心的感受，如愤怒和沮丧等；有些则在表达认知症状时存在困难，如绝望和自卑。

（3）不同的年龄段各有特点：研究发现，3—5岁学龄前儿童的主要表现为明显对游戏失去兴趣，在游戏中还不断有自卑、自责甚至自残的表现；6—8岁的儿童主要有躯体化症状，如腹部疼痛、头痛、不舒服等；此外可能有大声喊叫、痛哭流涕、无法解释的激惹和冲动表现；9—12岁儿童更多地表现为空虚无聊、自信心低下、自责自罪、无助无望、离家出走和恐惧死亡。

（二）青少年抑郁症

青少年多处于敏感的青春期，身体开始发育，心理也开始发生变化，而其人生观和世界观尚不成熟，容易因为外界的事物产生内心的困扰，如果处理不当，就容易引发心理疾病。许多性格较为内向的青少年在遇到困惑和负面情绪时选择沉默和自己应对，而父母、老师的关怀也不够，长此以往，心理问题得不到有效解决，就容易形成抑郁情绪，甚至发展为抑郁症。此外，家境贫寒的青少年患抑郁症的概率更高。

青少年抑郁症主要表现在以下几方面。

1. 青春期逆反

一些青少年抑郁症患者在童年时对父母的管教言听计从，而到了青春期，不但不跟父母沟通交流，反而处处与父母对立。一般表现为不整理自己的房间、乱扔衣物、洗脸慢、梳头慢、吃饭慢和不完成作业等。较严重的表现为逃学、夜不归宿、离家出走、要与父母一刀两断等。

2. 身体不适

青少年抑郁症患者一般年龄较小，不会表达情感问题，只说身体上的某些不适，如头痛、呼吸困难、吞咽困难等。他们的症状似乎很重，呈慢性化态势或反复发作，但做了诸多医学检查，也没有查出原因。

3. 情绪低落

很多青少年抑郁症患者在面对已达到的目标和实现的愿望时并无喜悦之情，反而感到忧伤和痛苦。如考上名牌大学却愁眉苦脸，心事重重，想打退堂鼓。学习期间，经常无故往家跑，想休学、退学。

4. 不良暗示

不良暗示主要表现在两个方面：一方面是潜意识层的，可能会导致生理障碍。如患者一到学校门口、教室里，就感觉头晕、恶心、腹痛、肢体无力等，当离开这个特定环境，回到家中，一切又都正常；另一方面是意识层的，负面情绪较多。如认为自己不会与人交往；无法考出理想成绩；自己的一些行为和做法，给别人造成了麻烦；自己的病可能是"精神病"等。

5. 适应不良

有些青少年抑郁症患者可能在学校发生过一些矛盾，或者根本就没什么原因，便感到重重压力，经常心烦意乱，郁郁寡欢，不能安心学习，想脱离现有生活环境。当真的到了一个新的环境，患者的状态却没有得到好转，反而会另有理由和借口，还是认为环境不尽如人意，反复要求改变。

6. 自杀行为

重症患者利用各种方式自杀。对自杀未果者，抢救了生命之后还应对其进行抗抑郁药物治疗（包括心理治疗），否则患者仍会重复自杀。因为这类自杀是被疾病因素左右的。

（三）中年抑郁症

中年人群的抑郁症多为更年期抑郁症，它是一种发生在更年期的常见精神障碍。更年期抑郁症患者常有某些躯体或精神因素作为诱因，常常发生生理和心理方面的改变。

更年期抑郁症临床上女性最为常见，据报道，女性进入更年期后，约有46%的人患有抑郁症，明显高于其他年龄段。

1. 女性更年期抑郁症的主要原因

（1）妇女进入更年期后，生理上会发生一些变化，如卵巢开始萎缩，绝经，雌激素分泌锐减。还会出现烦躁、易激动、潮热等更年期综合征的症状，患者会焦虑不安、情绪波动大。若不能及时调整心态，正确对待，长期发展就易发生抑郁症。

（2）绝经后妇女性欲减退甚至无性要求，使夫妻生活发生改变，容易使夫妻双方关系出现裂痕，增加妻子的心理负担，长期下去就会导致女性更年期抑郁症的发生。

（3）更年期妇女有的在单位是领导，是业务骨干，而现在却临近退休或受到下岗的威胁，心理存在多种顾虑。退休后就会产生孤独感，进而产生忧郁。下岗职工的心理压力更大，下岗后经济收入难以保障，社会地位有所降低，这些因素困扰着她们，都可能成为引发女性更年期抑郁症的原因。

（4）一些妇女进入更年期后，不主动参加社会活动，又不去开拓新生活，享受生活乐趣，而是整天闭门自思，闷闷不乐，久而久之便产生精神忧郁。

（5）离开久居的地方，迁居到陌生的环境，不能适应新的生活环境；随儿女的新家庭成员一起生活或丧偶独自生活，也是引发女性更年期抑郁症的原因。

2. 女性更年期抑郁症的主要表现

（1）躯体症状。面容憔悴苍老，目光迟滞，体质下降，汗液和唾液分泌减少，便秘，性欲减退，有睡眠障碍。比如早醒，病人往往较以前早醒2—3小时，醒后不能再入睡，只能充满悲观情绪地等待新一天的到来。

（2）思维缓慢，应答迟钝，言行有困难，很少说话，语速慢，语音低。最严重时，可呈木僵状态。而一些激越型抑郁症病人，言语动作都明显增加，焦虑恐惧，甚至激动自伤，危险性很大。

（3）动作减少、行动缓慢。少数抑郁状态严重者，沉默不语，卧床不动，又称为抑郁性木僵状态。抑郁症病人最危险的症状是自杀企图和行为，可能出现在症状严重期，也可能出现在早期或好转期。病人往往有严密的计划，谨慎行动以逃避医护人员的注意，因而自杀往往成功。

（4）情绪低落，在短时间内表现为体验能力减退，无精打采，对一切事物都不感兴趣。此外，沉重的情绪抑郁总是让人自责自罪，病人感到自己已丧失了各种能力，成为废物或社会寄生虫。

（四）老年抑郁症

老年抑郁症是常见的老年人心理疾病，抑郁是长期情绪低落的结果，老年人抑郁的后果是极其严重的，甚至有可能危及生命。老年抑郁症很容易引发心肌梗死、高血压、冠心病和癌症等躯体疾病，抑郁症还有可能造成自杀。老年抑郁症可以单独发生，也可以继发于各种躯体疾病，如高血压、冠心病、糖尿病和各种癌症等。一些患者的起病原因是家庭刺激，也有许多患者的发病没有明显病因。老年期是人生的一个特殊时期，由于生理、心理的巨大变化，老年人对生活的适应能力开始减弱，内心也容易变得脆弱，任何应激状态都容易引起抑郁等心理障碍。有时老年抑郁症患者合并焦虑情绪，经常心烦，对身边的人发脾气，子女唯恐避之不及，结果又恶化了患者的情绪。老年抑郁症患者几乎无一例外地诉说各种身体不适，如头痛、头晕、食欲降低、体重下降、胸闷、疲惫无力、尿急、尿频等。

老年抑郁症的症状表现如下：

1. 健忘

老年抑郁症患者可能出现与老年痴呆症相似的健忘问题，但痴呆症患者是真的忘记一切，而抑郁症患者只是坚信自己已忘记，而事实上未必真的忘记。

2. 失落感

老年抑郁症是指一种持续的抑郁情绪，这种情绪会同时产生一连串生理上的不适反应，包括失眠、食欲减退、体重减轻、长期感到疲倦及失去体验快乐的能力。患者感受不到生活的乐趣，并经常有不同程度的疼痛感，如头疼、背痛及腹痛，专注力也大幅度下降。

3. 自责感

在抑郁情绪支配下，病人往往自我贬低、自责自怨。他们认为自己什么都没做好，谁都对不起。他们会把小事夸大成不可饶恕的错误，内心还不断责备自己，甚至有的人认为只有死亡能补偿。

4. 自卑感

病人认为别人都看不起他、厌恶他、鄙视他，偶尔也表现出疑心重重。但这种疑心与精神分裂症病人的疑心不同，它是原发于情绪障碍的，是由于情绪低落而产生的。

5. 情绪激动

有的病人可表现为焦虑烦躁、激动不安，会长吁短叹或捶胸顿足，有的病人很容易受外界刺激而发脾气。

6. 思维缓慢

病人时常感到脑子反应迟钝，甚至连很简单的问题都难以解决，因而学习、工作效率明显降低。由此，病人往往认为自己不中用了，更增加了自卑和自责。

7. 精神方面

病人性格变得孤僻、意志消沉、沉默寡言、动作迟缓、不愿活动。

8. 思维方面

病人思维内容贫乏、迟缓；悲观失落、焦虑不安；紧张、绝望，甚至觉得活着没意思，厌世，从而产生自杀的念头。

9. 情绪方面

病人终日情绪低落、哀伤、有空虚感，觉得做什么都没兴趣，坐卧不安；对人际关系冷淡，失去原来的爱好，脑力和体力下降。

10. 躯体症状

病人无精打采，浑身乏力，头痛头晕，肢麻失眠，食欲减退，消化不良；便秘，阳痿，性欲减退；胸闷，喉紧，胃痛，自疑患有多种疾病，常呻吟或叹气等。

老年抑郁症是老年人的多发病，但早期常被误诊为神经衰弱等病。故在发病开始时，应尽早诊治，争取治愈。

第三节　酒精滥用

无证驾驶、醉驾、连环撞车，这一连串的疯狂动作都发生在一个名叫阿海的男子身上。阿海随后就被拘留了。然而在拘留所里，没有酒喝的阿海更加疯狂，连床板都啃了。没酒喝竟啃床板，要喝了酒才正常。事发后，阿海的家人赶到拘留所。他们说，阿海有个毛病，不喝酒精神就不正常。阿海是某物业公司的一名搬运工。元宵节那天，阿海在家里喝了点儿酒。随后，接到公司的电话，让他随车去送货。开车的是司机小陈，当天中午他没有吃饭，他将车开到饭店门口，便下车去吃午饭。下车时，他没有拔钥匙。但是等他吃完饭出来时，却发现阿海连同车子一起不见了。再往前一看，自己的小货车就在不远处，撞到了树上。原来，小陈走后，车中的阿海酒劲上来了，坐到了驾驶座上，发动了汽车。阿海边开车边哼起了小调。还没开出 50 米，阿海恍惚中看到一个行人从车前走过，他心里一慌，向右猛打方向盘，不料撞到一辆迎面开来的车，随后又撞了停在路边的 3 辆小汽车。最后，阿海撞到了路边的树上。此时，阿海酒醒了，试图下车，不料驾驶室的门被树卡住，出不来。民警赶到现场后，把阿海从车上弄了下来，闻到他浑身的酒味，便把他带到医院进行鉴定，发现他是醉酒驾车。另外，民警发现，阿海没有驾照，他被当场拘留了。至于为什么这样做，阿海说："我只是很久没开车了，就想开开车过过瘾。"原来，阿海是个老酒鬼，15年前便开始喝白酒，后来只要见到酒就要喝。阿海喝酒还有个习惯，就是早上一定要喝酒，如果不喝，就全身无力，甚至头脑产生幻觉。阿海的这个习惯严重影响了阿海的工作和生活，家人也想过要让他戒酒，但始终没有成功。

阿海的案例体现了酒精滥用早期人群的一些特点，接下来我们为大家介绍关于酒精滥用的概念、临床表现、酒精滥用早期人群的心理特点和不同人群酒精滥用的心理特点等内容。

一、酒精滥用的概念

滥用即有害使用，是指一种不正当的使用物质方式。成瘾物质滥用与依赖有相似之处。但成瘾物质滥用强调的是不管场合和时间，也不顾后果地使用成瘾物质。

酒精滥用的定义是不良的酒精使用导致具有临床重要意义的损害或不适，表现为在1—2个月的时间内出现一次或多于一次的以下症状：

（1）反复饮酒导致无法履行社会义务；

（2）在身体状况很差的情况下反复饮酒；

（3）反复违反与饮酒相关的法律。

尽管存在反复或持续饮酒导致的社会或人际问题，但病人仍继续饮酒。一般而言，一个人过度使用酒精而无法自我节制，导致认知上、行为上、身体上、社会功能或人际关系上的障碍或损伤，且明知故犯，无法克制，就已经达到"酒精滥用"的程度。

二、酒精滥用的行为表现

（一）饮酒的强迫感

无法抵抗酒的诱惑，一开始饮酒就很难停止，一旦戒酒就立即产生对酒的渴望。

（二）固定的饮酒模式

普通饮酒者一般都有很大的随意性，而酒精滥用者的饮酒间隔往往比较规律，表现为对酒的强烈渴求，这种渴求的程度随饮酒时间的增长而越来越高。为了满足渴求心理，免除戒断现象出现，会出现四处找酒喝的行为。

（三）超越一切的饮酒需要

对于一个酒滥用者，得到酒是高于一切的头等大事，饮酒成为一切活动的中心。为此，他可以置健康、家庭、职业及生命于不顾。

（四）耐受量增加

酒精滥用者血液酒精水平的变化对他们影响不大，这一点是普通饮酒者所不具备的。增加耐受量是增加依赖的重要标志。为了达到初期饮酒的良好体验，他们的饮酒量在逐渐增大。

但依赖形成后期耐受量反而下降，随中毒程度的加深和年龄的增大，饮酒量又逐渐减少，即使少量饮酒也会导致身体损害。

（五）重复出现的戒断症状

戒断症状多出现在数年严重饮酒和某一时期持续数周大量饮酒的人身上，其症状伴随血液酒精浓度的下降而出现，特别是早晨起来时的戒断症状尤为明显。早期表现为焦虑不安、抑郁、出汗、烦躁易怒、恶心、呕吐、发冷、心慌、失眠多梦；后期会出现震颤、幻觉、妄想、意识障碍、癫痫发作等。

（六）酒精性谵妄症

酒精性谵妄症，又称震颤性谵妄症，是在长期饮酒突然停饮或减少饮酒量之后出现的一种短暂的中毒性意识障碍状态。常伴有肢体震颤或抽搐，也可有发热、心率加快等自主神经功能亢进症状，如不及时处理，可危及生命。

酒精性谵妄症多为急性发病，常在夜间发生。有些患者在发作前数日或数周前可出现睡眠障碍、情绪低落、焦虑不安等前驱症状。如果对前驱谵妄进行及时处理，可避免严重谵妄的发作。谵妄持续时间不等，一般为2—5天，谵妄可被看作严重酒精中毒的标志及必须治疗的信号。

（七）酒精性幻觉症

酒精性幻觉症是长期饮酒引起的幻觉状态，大多在突然停饮或显著减少酒量之后48小时内发生，也可在继续饮酒的情况下出现。不伴有意识障碍、精神运动性兴奋或植物神经功能亢进，多为幻听或幻视，可继发妄想以及相应的情绪障碍和冲动行为，病程可短至数小时、数天或数周，但不超过6个月。

临床症状：意识清楚的情况下，出现具有侮辱性、威胁性幻觉，患者常显现出焦虑不宁，以幻听最为常见，在此基础上产生被害妄想，有时会突然去找"暗害他的人"，或在恐怖性幻视中出现自伤、他伤行为，本症状持续时间长短不一，停饮后可逐渐好转，但有人则出现痴呆症状。

（八）酒精性妄想症

酒精性妄想症是因长期饮酒引起的妄想症状，在意识清晰状态下，出现嫉妒妄想或被害妄想，常伴有相应的情感反应和行为，起病较慢，病程迁延。

临床症状：慢性酒中毒者的性功能障碍可导致少数患者对其配偶产生猜疑（病理性嫉妒妄想），他们的信念没有充分事实根据，也不可理喻，病人常常为此多方寻找证据，如在他回家时发现妻子的头发不整，衣服纽扣未扣好等，都是妻子与别人"发生关系"的证据，逼迫配偶承认，否则加以打骂，嫉妒妄想可使病人做出犯法的行为。如病情不重，长期戒酒可恢复；否则即使妄想消失，也会形成酒中毒性痴呆症。

（九）酒中毒性脑病

酒中毒性脑病是长期或大量饮酒引起的严重脑器质性综合征，临床以谵妄、记忆力缺损、痴呆和人格改变为主要特征，大部分患者不能完全恢复正常。

1. 柯萨可夫精神病

柯萨可夫精神病又称柯萨可夫综合征，缓慢起病，常在一次或多次震颤性谵妄发作后发生，其特点是识记能力障碍、时间定向力障碍、虚构症、顺行性或逆行性遗忘。

2. 酒中毒性痴呆

酒中毒性痴呆缓慢起病，有严重的人格改变、记忆力减退、痴呆。

三、酒精滥用早期人群的心理特点

（一）精神依赖性

精神依赖是酒精滥用的基础。精神依赖性俗称"心瘾"，指个体对酒存在渴求心理。精神依赖程度有所不同，有些酒精滥用患者精神依赖性较为强烈，难以自制地渴求饮酒。

（二）人格障碍

酒精滥用早期人群人际关系敏感，敌对关系强烈，心理防御机制应用不良，容易产生人格障碍。在个性方面表现为依赖性强、固执多疑、爱慕虚荣、希望得到他人关注、性格不坚强、极易造成颓废等，且具有神经质倾向。在社会支持方面处于保守被动状态，无创造性、无进取心。

（三）焦虑

焦虑情绪常常会促进大量饮酒。酒精滥用者常缺乏安定感、自控感，会因轻微的刺激而产生较强的反应。

（四）精神障碍

酒精滥用可能产生部分精神障碍，如日渐加重的压力感、严重的抑郁症状、行为障碍、幻觉、妄想、恐慌心理，甚至发生双向精神障碍等。酒精滥用还可能导致心境失调、破坏行为等症状。在这些病理精神状态下，个体很可能将自杀作为处理自认为不能克服的难题或情感冲突的一种逃避手段。

四、不同人群酒精滥用的心理特点

（一）青少年酒精滥用

近年来，随着生活水平的提高，青少年酒精滥用状况也日趋严重。青少年酒精滥用的高危险群体的主要特征包括：平日有情绪困扰，低自尊和低自信；挫折忍受力较低，意志力不坚定；支持系统较差，家庭成员和周遭经常接触的朋友有酒精滥用情况；行为异常、有人格障碍症或患有精神疾病。

青少年酒精滥用的表现有：生活作息不规律，学业表现变差，逃学、逃课或上课不专心；自尊与自信均降低，常常将自己关在房间内或身上常有特殊的味道，生活懒散、消极、被动，食欲改变，出现睡眠障碍，注意力无法集中，精神恍惚，个人的卫生习惯变差；容易发脾气、情绪不稳定、多变，经常表现出忧郁、沮丧、焦虑、坐立不安、躁动；经常逃避责任和不负责任，人际关系变差，对人的态度经常不佳、与家人的关系日渐疏远；体能状况日渐变差，容易罹患一些身体疾病，抵抗力差；衣着、装扮夸张，常和不良少年、不务正业的人在一起，花钱开销大增，有时甚至出现偷窃、抢夺等违反校规或法律的行为等。

青少年酒精滥用有其独特的心理特点。

1. 模仿

自身原因：一些青少年自身素质不高，抵御能力差。由于不正确的世界观、人生观和价值观，游手好闲、好逸恶劳、无事生非的不良嗜好和品行，自身性格的缺陷，幼稚的心理，自身生活的需要、人格尊严得不到满足，法治观念的缺乏，等等，一旦受到外界因素的影响、刺激，非常容易形成酒精滥用行为。

家庭原因：①父母文化程度不高，子女出现酒精滥用的情况，往往棍棒相加，缺乏耐心细致的说服教育；②对于子女长时间养成的酒精滥用不良习性，父母管不了，因为没有从早期教育入手，管得晚了；③父母对子女丧失信心，不愿管，顺其自然，放任自流；④父母离异后，无暇顾及孩子，孩子无人管，使之浪迹社会；⑤父母自身酒精滥用行为直接影响孩子，使之效仿父母，酒醉成瘾。

学校原因：①片面追求升学率的指导思想。现在一些学校仍然存在着片面追求升学率的情况。学校有快、慢班之分，学习好的学生往往受到青睐，好学生一旦考试落榜，则感前途无望，万念俱灰；差学生则破罐子破摔，厌学，辍学。他们一旦流向社会，若受到酒精不良因素的诱发和影响，就会发生酒精滥用行为。②思想教育方法不符合学生的心理需求或者流于形式。相当一部分学生不知道什么是对的、什么是错的，缺乏普通的自我监督常识，不晓得、不懂，更谈不上遵守常识法规。

社会原因：目前，在文化市场上，充斥着大量的酒精广告，这对青少年造成了严重的负面影响。同时，社会中的一些灰色地带，如一些酒吧不良的诱导也使得青少年出现酒精滥用行为。

2. 从众心理

人的心理发展有两个重要的特征，一是社会制约性，二是自觉能动性。人的心理发展要受社会生活环境的影响，离开了人类社会的影响和教育，就难以形成正常人的心态。于是，在社会群体的影响或压力下，我们个体的认知或行为总趋于与多数人取得一致。由于知识和阅历的限制，中学生的思想还不成熟，也最易从众，易受他人影响产生酒精滥用行为。

3. 渴望表现独立性

随着年龄的增长，青少年与社会的交往越来越广泛。他们渴望独立的愿望日益变得强烈，与家庭的联系逐渐疏远，对父母的权威产生怀疑，甚至发生反抗行为。他们要摆脱家长和其他成人的监护，摆脱由这些成年人规定的各种形式的束缚。此时，若受到外界不良行为的诱导，极易发生酒精滥用。

（二）中、老年酒精滥用

随着社会经济和医疗保健的进步和发展，人口老龄化已成为一个重要的世界性社会问题，社区调查也普遍反映出中、老年人有酒精滥用的现象，中、老年酒精滥用的高危险群体的特点为：平日性情懒散、依赖性强、性格不坚强；长期苦闷、紧张、焦虑和抑郁，常有前途悲观、渺茫、精神空虚、生活枯燥等不良情绪；现实生活压力大、沉重感强、人际关系紧张以及患有人格障碍症或精神疾病。

中、老年酒精滥用者常表现出：态度悲观，容易发脾气，情绪不稳定；失去生活目标，工作效率明显降低，毫无进取心和责任感，缺少行为动力；突然沉默寡言，人际关系变差，对他人缺乏热情，冷漠，悲观，厌世等。

中、老年酒精滥用者也有其独特的心理特点’主要表现为：

1. 被动

中、老年酒精滥用患者往往用消极的、恶劣的、隐蔽的方式发泄自己的不满情绪，以此来"攻击"令他不满意的人或事。患者不能用恰当的、有益的方式表达自己的不愉快的情感体验尽管他们知道该如何与别人沟通，但是却极不愿意去做。而是采取只有他自己才清楚的、将事情越弄越糟的"宣泄"方式——饮酒来获得某些心理平衡。

2. 依赖

中、老年酒精滥用者没有自信，意志较弱，心理需要依赖外界的人与物的帮助来证实自己的价值。缺乏进取心、责任感，缺少正确的人生观、价值观，有强烈的自卑感，遇到挫折极易退缩，依赖大量的饮酒来麻痹自己，使自己摆脱现实世界中的孤独感、异化感、疏离感。

3. 自我中心

中、老年酒精滥用患者尤其是男性酒精滥用患者是强烈的自我中心主义者。凡事都只希望满足自己的欲望，要求人人为己，却置别人的需求于不顾，不愿为别人做半点牺牲，不关心他人痛痒，自私自利，损人利己。要求所有的人都以他们为中心，恨不得让地球围绕他们的意愿转、服从于他。

五、酒精滥用的危害

（一）对胃肠功能的损害

长期大量饮酒可引起胃肠功能紊乱，出现恶心、呕吐等症状，还可引起反流性食管炎、急性胃炎、胃溃疡、急性胰腺炎、慢性胰腺炎，以及口腔、咽喉和消化道的恶性肿瘤。同时，可引起酒精性脂肪肝、酒精性肝炎、酒精性肝硬化等疾病。

（二）对循环系统的损害

长期大量饮酒易出现酒精性心肌炎、心肌梗死、心律失常、心力衰竭、高血压、血脂异常、高脂血症、动脉粥样硬化、脑血栓、脑出血。长期大量饮用啤酒还可引起心肌肥大等。

（三）对神经系统的损害

长期大量饮酒会使脑细胞受损，导致头脑不清、智力迟钝、注意力涣散、近事记忆力减退、判断力下降，还可抑制中枢神经系统引起脑硬化，诱发脑卒中、中毒性脑萎缩等。

（四）对代谢的损害

长期大量饮酒会使机体的代谢紊乱，抗毒能力降低，增强某药物、毒物的毒性。

（五）对呼吸系统的损害

长期大量饮酒会使呼吸道防御功能降低。支气管扩张的病人在饮酒后，由于酒精的刺激，病灶部位的血管迅速扩张，可引起大咯血，使病情加重，出现危险。

（六）对生殖细胞的损害

受损害的生殖细胞如果受孕，就会影响胎儿的发育，引起流产或致胎儿畸形，有的还会导致胎儿出生后智力低下。

（七）对感觉器官的损害

对皮肤、眼、耳、鼻等都有不同程度的损害，使其感觉迟钝。酒精还可使眼底血管受损、视力减退。

（八）对心理健康的损害

酒精滥用还可导致人格改变，如自我中心倾向增强，义务感、责任感、道德感减低，如对家庭缺少关心照料，很少顾及亲属和家庭，对工作疏懒、不负责任、玩忽职守。还可由于性功能障碍（最多是阳痿、早泄等）夫妻关系紧张或破裂。甚至有的患者产生对性对象的嫉妒心理或嫉妒妄想。过分饮酒者还会出现焦虑或抑郁状态。

（九）对社会的危害

饮酒与暴力犯罪如人身攻击、强奸儿童、虐待凶杀等有较多关联性。酒精相关问题也可带来经济上的损失。

第六章 社区心理健康教育举例分析及社区自治

第一节 下岗失业人员

要做社区下岗失业人员的心理教育工作，必须对他们已经出现或容易出现的心理问题有所了解。我们对社区下岗失业人员进行访谈，对他们的一般心理问题和某些心理症状做了以下的概述和讨论。

一、下岗失业人员的一般心理问题

1. 自信心下降

这是失业人员普遍存在的一种心理。通过访谈我们认为，这主要是对失业的不适当认知造成的。失业人员认为自己之所以失业，是因为不能干所从事的职业。这就出现了一种晕轮效应，因为失业了，就对自己的能力不加分析地全面否定，从而导致了自信心的下降。

2. 情绪焦虑及紧张

由于经济来源的缺失，使失业人员的日常生活受到了很大的影响，生活水平有所下降。入不敷出的境况加上工作难找，导致了失业人员尤其是作为家庭经济主要经济来源的失业人员情绪紧张和焦虑。

3. "等靠要"心理

有些人失业后一味地依赖街道的安排，不积极想办法从各个渠道就业，但街道所能提供的岗位也是有限的。

4. 对新工作期望过高

有些失业人员之所以失业，从某种程度上来说，是因为不太能够胜任所从事的职业。但有的人认为失业并不是自身的原因，而是单位有人整他、排挤他才会让他失业在家，所以在再就业过程中，不能正视自身的实际情况，对就业存有过高期望。有时并不是没有职位可供选择，而是有适合的职位却不愿去做。

二、下岗失业人员的某些心理症状

这里我们只讨论失业与再就业人员在心理上的不良表现。事实上，根据访谈的内容和结果来看，如今有相当一部分失业人员能够调整好自己的心态，他们的自我调适能力是比较强的。所以这里所说的心理症状指的是那些出现心理问题的失业人员的心理症状，而不是每个失业人员都存在心理症状，而且也不是每个失业人员都出现了以下所有的心理症状。

不良认知

（1）对自身的不良认知

失业与再就业人员对自身的不良认知表现在妄自尊大与妄自菲薄两个方面。

根据访谈的结果和相关文献，我们认为，失业人员如果把自己下岗的原因归结于自己的人际关系不好的话，就容易出现妄自尊大的认知，认为自己并不是没有能力，而是自己没有搞好人际关系，别人嫉妒自己，才被列入失业名单的，所以他们在择业时，对薪金要求一般都比较高，如果没有满足他们的要求，就会感到时不我予、生不逢时，从而愈发地自大。不过，也有些失业者能够从中吸取教训，逐渐转变对自身的认知，从而得到了良性发展。

相应地，那些把下岗的原因完全归结于自身能力的人则容易出现妄自菲薄的情况。他们认为是自己干不了所做的工作才会被淘汰的。而且，在本次研究中，30 岁以上的人占了相当大的一部分；另据统计，在册失业人员中，40 岁以上的人所占比例也是比较高的。可以说这两部分人的学历水平都比较低，可能在一个岗位上已经干了许多年，认为自己的能力能够胜任自己原先所从事的工作，但下岗后，便对自身的能力产生了怀疑，认为自己的能力不行了，跟不上时代的发展。由于学历水平不高，再学习其他的知识有些力不从心，而自己熟悉的工作又一时找不到，这些人就容易产生妄自菲薄的心理。

（2）对他人的不良认知

正如前文所述，归因的不同也会引起失业者对他人认知的改变，对他人的信任感和友好感降低。妄自尊大的人会认为自己受到排挤，别人都和自己对着干，认为他人的好心指点是不相信自己，他人的善意批评则是对自己能力的否定。而那些妄自菲薄的人则认为他人的好心指点是对自己的怜悯，他人的善意批评则是嘲笑甚至歧视自己。这种不良认知发生在家庭中则会引起家庭不和，发生在邻里间则会引起邻里矛盾，都对其自身发展不利。

（3）对社会的不良认知

失业后，有些人能够适应时代的发展，能够意识到失业是一种正常的现象，是社会发展中不可避免的，只有不断地完善和提高自身的素质，才能在社会中占有一席之地。这些人能够正确地对待失业，不会对社会有太大的认知偏差。反之，那些不能正确看待失业的人就有可能出现反社会倾向，这是失业人群犯罪率比较高的原因之一。失业人群中具有反社会人格的人比较容易倾向于采用非正常手段处理失业问题，他们更多的是进行与经济有关的犯罪如偷窃、抢劫等；如果反社会倾向过于严重，还可能加入黑社会团体中，这样对社会的危害就更大了。

（4）认知障碍

这里所指的认知障碍是指由于失业而对其正常的感知觉造成影响，不能够正确地理解事物。有些失业人员出现幻想等症状。出现这些症状的人大都以前就具有幻视、幻听、耳鸣等生理性的症候，失业的打击加重了这种症候，从而导致其认知障碍。

以上这些不良认知与失业人员的认知失调有关，即对"铁饭碗"的渴望与对失业的现状的无奈，对自身能力的估计与自身实际水平不符等等。

（5）情绪障碍

焦虑是个体对具有威胁性情境的一种多方面的反应。这是一种紧张不安的主观感受，焦虑会妨碍个体的社交活动，使个体的社交主动性下降。研究表明，失业人员社会交往主动性的下降与他们的社交焦虑程度有密切关系，社交主动性下降的一个最直接的影响就是使一部分下岗职工更加自我封闭，更加跟不上社会发展的潮流，容易失去本来有可能争取到的就业机会。对前途的不好预测给他们带来极大的心理恐慌和不安全感加重了他们的应激状态，下岗职工中更多的人有睡眠障碍，常感到自己不幸福、苦闷、担忧、心烦、害羞或敏感，甚至出现了疲劳、头晕、头痛等生理应激状态，产生更为强烈的自卑、无助、焦虑和抑郁，进而形成一种恶性循环，难以调适。

（6）意志力下降

意志力下降主要表现在以下两个方面：

其一，失业人员对他人和政府过分依赖。根据现有的研究和本次访谈的结果，可以得出，大部分失业人员能够意识到再就业需要靠自己的努力才能实现，但仍有一部分失业人员反复去原单位或者街道办事处要工作、等工作。

其二，在经历几次再就业的失败以后，有些失业人员就不再去积极主动地寻求再就业，如有些人认为自己怀才不遇而赋闲在家等伯乐发现自己，有些失业人员则丧失了再次就业的勇气，这些人往往是那些没有学历和一技之长，又对自己过分贬低的人。

三、社区下岗人员的心理教育

（一）下岗失业人员的应激辅导

就业和失业有什么不同？下岗失业对个人意味着什么？沈立人的《中国失业者》一书对此做了颇有深度的表述，相当发人深思。如书中说道：

就业在人生或生命中，有着先于一切、高于一切、长于一切的特殊重要性。具体地说：

就业就是人为社会做出了贡献；

就业就是人的生存有了保障；

就业就是人的生活得以逐步改善；

就业就是人生价值的实现；

而失了业就失去了一切：

失了业就失去了生活的来源和谋生之道；

失了业就使个人与家庭样样事情举步维艰，以至影响家庭和睦；

失了业就使人与幸福无缘，惶惶不可终日；

失了业就成了弱势群体中的最弱者，生存困境、生计困境、机会困境和权利困境交织在一起，产生了全方位的丧失感。

就业与失业在生活上、地位上、心态上简直有天壤之别，因此下岗失业人员容易产生应激反应，需要得到及时的关心和帮助。

所谓应激，这里指的是个人觉察到意外的生活事件对自己造成难以承受的威胁和压迫感而产生的高度紧张的反应。应激反应的结果如何？是使人既适应了环境，又保护了自己？还是无所适从，导致了适应不良？这在很大程度上取决于个人对应激源的觉察和评价以及以何种行为方式应对应激。社区的心理教育辅导工作可以为生活在社区里的下岗失业人员提供帮助。

做应激辅导时需要做的一件事情就是找准应激源（引起应激反应的刺激）。一般说来，应激源（引起应激的刺激来源）可分为四类——躯体性应激源（如躯体疾病）、社会性应激源（如企业倒闭）、文化性应激源（如语种隔膜）和心理性应激源（如凶兆预感）。引起失业者应激的应激源通常是社会性的应激源和心理性的应激源。人若长期处于应激状态，其生理健康与心理健康都会受到严重的伤害。所以，找准应激源对于有效地指导失业者走出应激状态有重要意义。

同一类生活事件（例如失业）引起了一些人的应激反应，而另一些人虽也遭遇上了，却没有这种反应。为什么会有这种差别？这与当事人如何认识、评价这类事件对自己的意义有很大的关系。以失业来说，一个人若把失业看成是对自己的致命打击，是老天对自己最大的不公，那么他就一定会产生强烈的应激反应，并可能出现某些身心症状，如烦躁、抑郁、一蹶不振等。而另一个人，虽然也失了业，但他知道失业问题的出现是有复杂的社会历史原因和时代转型的现实原因的，在一定程度上具有不可避免性，这不仅仅是他一个人的遭遇。因此，对于失业他可能感到痛苦和不快，但还是接受得了的，这也就使他避免了强烈的应激反应。由此看来，在对失业者的应激辅导中，应该十分重视失业者对应激源的认知评估。认知评估适当，可以避免应激反应或把过度的反应降下来。

有应激就要应对。应对是个人力图减轻或消除应激事件、应激情境对自己的不良影响所做的努力。这种努力有不同方式，统称为应对方式，也叫应对策略。应对方式有不同的性质和种类：有的是无意识的；有的是认知方面的，有的是行为方面的；有的能帮助人适应；有的不能帮助人适应；有的是健康的，有的是不健康的。因此，在对社区的下岗失业人员做应激辅导时，必须帮助他们对应对方式做出合适的选择。最常见的应对方式有两种，一种是着重于问题的应对（问题取向策略），一种是着重于情绪的应对（情绪取向策略）。一般说来，着重于问题解决的应对方式是比较健康的，但并非所有问题都能随着自己的意愿解决，比如失业后的就业问题就是这样。此时，当事人可能需要先采取情绪取向策略来减轻情绪上的痛苦，保持解决问题的希望，然后再设法解决问题。采取问题取向策略的做法是把应激事件、应激情境当作一种等待自己去解决的问题，并把它化成一个个自问自答题进行思考（如自问：这里面真正的问题是什么？我想要的是什么？我能采取哪些做法？这些做法会有哪些后果？我该不该这样做？），然后采取行动逐步解决问题。

除了问题取向和情绪取向这两种基本的应对方式外，降低紧张、认知重估、社会支持也是比较可取的应对方式，值得向需要做应激辅导的失业人员介绍。比如说，对应激情境顺其自然或暂时置之不理就能降低紧张；又比如说，应激时容易发生认知障碍，但若把问题暂时搁置，之后再来认识它、评估它，就可能觉得问题虽严重但不值得那么忧虑；再比如说，人因应激而感到无助时，若有亲朋好友和同事的关心、忠告、友谊和提供信息，那么他的承受力就会增强，无助感就会减弱，精神状态就会改善。

（二）下岗失业人员的就业心理教育

个人就业问题的解决，既要靠国家的力量改善就业环境和就业培训，也要靠个人的自强自立和把握机会，二者缺一不可。因此，就业、创业心理教育是必需的。

1. 自我效能感教育

失业是人生的一个重大挫折，它可能削弱个人对自己能力的信念，特别是对其职业能力的信念，这就提出了一个自我效能感的问题。应该指出的是，自我效能和自我效能感是不同的。自我效能是个人组织和执行某个目标活动所达到的水平或从中表现的能力，而自我效能感是个人对自己这种组织执行能力的判断或感受。因此它不是个人能力本身，而是对个人能力的主观信念。不过这可不是一般的主观信念，而是一种"极具影响力"的主观信念。它影响着人们对行为的选择、对完成眼前任务的自信或焦虑、对完成任务将要付出的努力以及面临挑战时的坚韧性。个人的潜能能否得以发挥，在很大程度上取决于自我效能感与个人实际具备的知识和技能是否相符、协调。有些失业者在职场的应聘竞争中之所以失利，并不是由于他们缺乏必备的能力，而是他们的自我效能感出了问题。换句话说，面对新任务时，不是他们真的不能，而是他们认为自己不能，因而在竞争中表现得有失水准。由此看来，在对失业者的培训中，新技能培训固然非常重要，但诸如自我效能感之类的心理健康教育培训也必须起步，因为它能帮助人改善自我认识、提高就业信心。

一个人的自我效能感不可能凭空产生。它来自个人自我效能的信息。根据美国心理学家班杜拉的研究，这种信息有四个来源。

一是亲身获得的成就。这是最具影响力的效能信息来源。人若能经常体验成功，就能形成较强的自我效能感，克服最大困难后获得的成功体验更是能给自我效能感注入强大的活力。

二是与自己情况相似的人的经验。这种经验也称为替代性经验。当一个人'对评价自身能力没有什么经验或对自己能力的判断难以确定时，自我效能感很容易因受相关榜样人物经验（替代性经验）的影响而改变。这种改变可能是从正向增强，也可能是从反向削弱。

三是他人的言语说服。人一旦被说服后，就能够认识到自己拥有完成任务的能力，也就可能自愿做出更多的持久性的努力去争取成功，而个人的能力和自我效能感也在这个努力的过程中得到了发展。不过需要强调的是，说服者的观点对自我效能感的影响程度是随着被劝说者对说服者的信任程度而变化的，因此，说服者是否有信誉和专门知识至关重要。

四是个人的生理状态。身体的某些生理表现，如疼痛、疲乏、缺少耐力和呼吸局促等现象，会被一部分人看作是自我效能感的生理性指标。有了这些现象，可能会引起恐惧，动摇自己的自我效能感。但若经过治疗，改善了生理状态，恐惧就可以消除并唤回自我效能感。

在对社区内的下岗失业人员进行自我效能感教育时，可以参照上述四种信息源进行教育辅导工作的设计。如用失业者曾经的成功来激起他们的自我效能感，用别人下岗后成功创业的经验来让他们比照自己、唤起信心。

2. 择业心理教育

下岗失业人员重新就业，一般会经历一个择业的过程。一个典型的职业选择过程包括评鉴自我、收集就业信息、分析整理就业信息、匹配与决策、求职行动五个环节。其中评鉴自我、匹配与决策、求职行动三个环节特别需要心理健康教育参与指导。

失业的人择业往往关注的是有什么业可就，即在"知彼"上下功夫，而对"知己"（我是个什么样的人？我适合做什么？）却比较忽视。其实，择业过程也是一个发现自我、认识自我、挖掘自我潜能、为自己未来的发展打基础的过程。因此首先应该做的一件事就是了解自己，明确自己在择业中的心理定位，以免因定位不当造成从业后无法适应的情况。评鉴自我包括明确自己的优缺点、性格特点、能力、职业兴趣和职业价值观等。这种评鉴可以用自我总结的方式进行，也可以借助心理评估工具进行。二者兼用效果可能更好。

人们失业后再就业时职业的选择余地并不是很大，但人职匹配仍是人们向往的。一般地说，人职匹配应考虑到人各方面的情况，但更要考虑人的个性（人格）与职业的匹配问题，因为这是职业选择的基础。在这方面，美国的职业指导专家霍兰德提出的职业人格类型理论可以参考。霍兰德按照人格类型把人划分为6种：社会型的人、理智型的人、现实型的人、文艺型的人、贸易型的人和传统型的人，每种类型的人都有自己的标志性的特点和感兴趣的相匹配的职业。不过，他也同时指出了不同人格类型之间有某种程度的相斥关系，这一点值得我们注意。例如，若让文艺型的人（他们有爱自由、想象、创意的特点）在传统型的工作环境里工作（这种环境很讲条理、系统、务实、控制），那么他会不感兴趣、不能胜任。但我们认为，此事也不能绝对化。能匹配当然最好，虽不匹配但感受到这份工作的重要性，也可使人渐渐喜欢并胜任这份工作。

在择业过程中，面试对求职者的重要性是不言而喻的。面试前的心理辅导除了调整心态、正确展示自己外，让失业人员知道面试内容通常涉及哪些方面和一般会提什么样的问题也是必要的。要使盼望重新就业的失业人员知道，职场的面试考察的是求职者的责任感与情绪控制能力、人际沟通能力、思考与判断能力、言语表达能力和待人接物的礼仪修养。对常见的面试题也有人做过归纳，大致涉及：选择这一职业的原因；过去受聘的情况，是否被辞退过；个人的最大优点和缺点；希望在工作中获得什么；对本公司（单位）知道些什么和能贡献些什么，以及如果公司（单位）遇到某种情况你将如何应对等等。有所准备，面试不慌。从这些方面帮助失业人员提高求职的成功率是有意义的。

择业心理教育的关键点是如何提高下岗失业人员的自尊自信和再就业的应变能力。在这一点上，心理训练容易见效。

3. 创业心理教育

广义的就业包括创业，即不限于受聘于人，还包括自立家业和聘人雇人。前者是"找饭碗"，后者是"造饭碗"。失业者若能从被动择业转变为主动创业，则是一种心理上的突破、精神上的飞跃，也是人生的新起点。成功的创业比成功的就业对社会的贡献更大。但创业过程是一个十分艰辛的过程，对人的心理素质有更高的要求。勇气、博弈精神、沟通技巧、合作能力、管理能力、对挫折的承受力、判断能力、诚信品格和把握机会的能力等都是帮助创业者获得成功的重要心理条件。因此，社区的心理教育也应该与时俱进地涉及创业心理问题，使创业者（尤其是从下岗失业迈向创业之路的人）知道创业不仅要有资金、法律知识、经营知识等方面的准备，而且要有心理方面的准备。

进一步说，下岗失业人员若能对自己的职业与个人发展从长计议，那么他们还需要接受生涯规划教育。社区的心理教育与心理服务，应该有这方面的考虑和准备。

第二节　社区残疾人的心理教育

残疾人有视力残疾、听力残疾、智力残疾、肢体残疾之分。不论是哪一类的残疾人，只要不是极其严重的残疾，都应能成为一支建设社会主义、为社会做出贡献的力量。但是，由于存在着身心方面的残疾，他们面临的困难是常人难以想象的。其中一些杰出人物的顽强意志和乐观心态也使无病一身轻的健全人深为感动、深受激励。然而，再顽强、再乐观的残疾人，也需要关心和支持，其中就包括心理上的帮助。而残疾人的生活、工作安排多半要在社区解决。所以，了解残疾人的生存状态和心理特点等就显得十分重要。

社区残疾人心理健康水平总体较低，尤其存在对外界和他人的防御和排斥心理，折射出这一群体打破自我封闭格局的必要性和心理需求。残疾人的主要生活空间是社区，他们对社区的认可程度和期望较高，社区社会支持对维护残疾人的身心健康起到不可或缺的重要作用，社区有望成为帮助残疾人走出狭小个人空间的第一平台。为使"心理健康进社区"工作更加有效地服务于残疾人，结合本次调查结果，我们得到以下几点启示。

（一）要做好心理健康知识普及工作，正确认识残疾人群体

残疾人群体是弱势群体，正因为"弱势"，才需要社区工作者对他们予以更广范围和更深层次的关注。正视残疾人的弱势地位，就是要充分了解他们在生理、心理上的问题和缺陷，在了解的基础上理解他们，在理解的基础上尊重他们。这种尊重是全方位的，比如，对残疾人表现出的猜疑、敌意、偏执、不合作等态度和行为，我们只有了解其背后的心理根源，才能对他们表现出的"反常"予以接纳，达成理解和共识。

社区应该采取一定的心理健康教育手段，达成三个层面的正确认识。第一，促进残疾人对自己的认识，正视残疾给自己带来的病痛和烦恼，并愿意在力所能及的范围内改善自身；第二，促进残疾人之间的正确认识，残疾人的处境地位相似，一旦打破自我封闭的壁垒，他们的沟通和互动将成为强大的支持力量；第三，促进残疾人和正常人对彼此的正确认识，消除相互间的隔膜，达成理解和沟通，让双方在真正意义上体会和践行"人格平等"。在具体方式上可考虑心理健康系列讲座、残疾人成长团体、会心团体（一种团体辅导方式：通过成员间的互动交流解决共同问题）等。

（二）要真正走进残疾人内心，做实事，不过度承诺

就我们调查的社区来看，社区在帮助残疾人身心康复方面做了不少工作，比如，通过"康复室"的设立，促进残疾人的功能康复，将由残疾带来的功能丧失尽量减低，最大限度地提高生理功能；通过"万家帮"服务系统，免费为残疾人解决生活、就业、法律等方面的问题；通过"一助一"结对，关照残疾人生活的各项细节。同时对这些工作应予以坚持。

调查中我们了解到，有些残疾人不愿意接受志愿服务，对社区组织的活动参与度不高，这就是社会支持利用度不高的问题。为进一步发挥社区服务中心的作用，我们建议尝试"走进去，请进来"的做法，就是在时间精力可能的条件下，经常入户登门拜访残疾人，通过"走进去"，为残疾人提供充分的情感支持，引导残疾人自由表达和与人沟通，尽力营造一种氛围，让残疾人感受到，困难时找找社区"兴许是条路"，而不是只有自己"一人扛"，以此提高社区社会支持的帮扶效能。

同时，也应该理性客观地看待社区的支持作用，有些问题社区解决不了，有些问题即使正常人也必须面对。与部分残疾人不愿接受帮助相反，有些残疾人过度依赖社区，认为接受照顾"天经地义"，对于这部分残疾人，要帮助他们克服由"躯体化"带来的独立愿望淡化、依赖倾向严重的"等靠赖"心理，正确引导，使之接受不尽如人意的社会现实，和大家一起共同面对问题，以平和、平等的心态找寻妥善处理的办法。

（三）要创设残疾人社会参与环境，提高残疾人整体素质，充实残疾人生活

残疾人不单单是"受助者"，通过针对性的训练、分类指导以及合理的安置，他们同样可以在社会上有所作为，同样可以扮演好"助人者"的社会角色。

我们认为，可以尝试以下途径拓展残疾人的生活空间。第一，学习文化，普及科学知识，提升社区残疾人的文化素质。知识多了，眼界开阔了，会给身心带来愉悦，也能提升自信心。第二，对于有一定劳动能力的残疾人，为他们提供职业技能培训和就业机会。工作能提高生活的充实感和幸福度。工作带来的收入可能数目不多，但能缓解生活压力，摆脱"无用"阴影，是"自立"的标志。第三，扬长避短，让残疾人也加入社区管理和志愿服务的行列，为社区的居民提供力所能及的服务。在我们调查的社区，就有帮助残疾人由"受助者"转化为"助人者"的鲜活个案（一位残疾人曾患有自闭症，被社区安排在社区图书室担任接待、管理员）。通过助人，残疾者能重新找到自己的社会定位，发挥潜能，提高自我效能感，增强社会生活能力，促进身心健康。

通过不同程度地扩大与社会的接触面，引导残疾人走出自闭自卑的怪圈，体会自身存在的价值，实践生命的期待，活出生命的精彩。

社区残疾人的心理健康状况受多方面因素的影响，由于社区在残疾人生活中的特殊地位，要特别注重发挥社区在维护残疾人身心健康方面的积极作用。正如几位残疾人在对社区提出希望时所说的那样："（社区工作）要多走近残疾人，了解我们的心理和真实想法，多给些精神上的关心和人性化的服务。"这既是残疾人的心声，也是"心理健康进社区"工作努力的方向和目标。

三、社区残疾人心理教育应该涉及的五项内容

以上是我们在调查一些社区的残疾人的心理健康状况和社会支持状况的基础上，得到的社区残疾人心理教育工作启示。如果从更大的地域范围来说，社区残疾人的心理教育所应涉及的内容，就不只是这几点。我们觉得残疾人的心理教育中，还有一些重要的内容是不能不涉及的，其中包括：残疾人的应对挫折教育、情感调适教育、学会"在两种世界里生活"的教育、兴趣特长教育和自立自理教育等。

（一）残疾人的应对挫折教育

人不论是因故致残，还是先天残疾，都会在就业、婚恋等方面遇到巨大的困难，很容易产生挫折感，严重者会影响到活下去的信心。残疾在身都是痛苦的，但后天致残比先天残疾更痛苦，因为他们曾经享受过健全人所享有的"光明""有声有色"的行动自如所带来的幸福，所以半途失明、失听、肢体致残所带来的痛苦是难以忍受的，对年轻人来说更是如此。不论哪种原因造成的残疾，应对挫折的教育都是必不可少的。面对现实，发现个人优势，自强不息，体验成功，强化信心，这是很多残疾人应对挫折的共同做法，成效十

分显著，成功典型也很多。从国外到国内，从海伦·凯勒到桑兰，顽强而乐观地应对挫折的事例不胜枚举。

（二）残疾人的情感调适教育

残疾人由于生理上的某些缺陷，遇到的困难、挫折会比一般人多，所以情感上的困扰也相对多一些，比如有些人孤独寡言，显得沉闷；有些人心情烦躁，容易"上火"。无论是"闷葫芦"还是"火罐子"，对身心健康都不利，需要进行调适教育。另外，观察发现，不同类型的残疾人在情感方面表现出不同的特点。例如盲人的情感表现得比较内向，爆发性发作的现象较少，但爱思考问题，能滔滔不绝地做口头表达；聋哑人的情感表现得比较明显、强烈、外向，他们容易激动"上火"，即使与别人争吵，话语虽然很少，但眼睛可能充血发红；而肢体残疾者的情感特点则表现为倔强，他们有很强的忍受力，但忍受到无法忍受时，还是会爆发出来的。一般来说，残疾人的情绪会比较敏感，因此健全人应尊重他们，避免恶性刺激。过分敏感也会给残疾人自身或他人带来麻烦，因此情感调适教育（包括训练）对他们来说是必要的、有益的。

（三）残疾人的学会"在两种世界里生活"的教育

所谓"两种世界"是指对残疾人而言的两种不同的社会群体。我们都知道，残疾人比较喜欢生活在同一类型的残疾人的群体里，如我们在日常生活中所看到的那样：聋人爱和聋人在一起；盲人爱和盲人在一起；肢残者一般也爱和肢残者在一起。但是跟盲人和聋人相比，肢残者喜欢和同类残疾人在一起的程度要差一些。同类残疾人爱在一起生活有一定的客观原因。从心理上来分析，他们不同程度地受到人们的歧视，而其相互之间更富有同情心，因此他们在心理上只希望求得在同类残疾人中生活得平等和拥有共同的欢乐；从生理上来分析，盲人和聋人"交谈"，或普通人和聋人"交谈"，都存在着一定的障碍。所以，一般来说，残疾人都愿意和同类残疾人在一起。

但问题是，残疾人要在社会上生活，不能光在残疾人世界中生活，还要和残疾人世界之外的整个社会打交道。比如说，残疾人生活在社会中，就经常要和社会上的普通人打交道，这就要求残疾人学会和普通人打交道的本事。如果残疾人不学会在"两种世界"中生活的本领，那么，残疾人提出的"要参与社会的一切活动"就成为一句空话，因为只能生活在同类人的世界里的残疾人，社会适应性是有比较明显的欠缺的。而有文化、有特长就比较容易与普通人打交道，所以学习对于他们来说特别重要。

（四）残疾人的兴趣特长教育

残疾人虽然身有残疾，但他们的智能、禀赋并不低于健全人。其中许多人的形象思维水平很高，动手能力很强，又有很好的吃苦精神，如果对他们的兴趣爱好加以培养，使之形成特长，那么他们一定能同健全人一样创造出良好的业绩，从而赢得自信和自尊。事实上，残疾人中已经涌现出了一大批画家、雕刻家、歌唱家、舞蹈家、演奏家、编织高手、电脑高手、体育高手，等等。这都是他们的兴趣特长得到培育和自我培育的结果。而有了兴趣特长，他们的生活空间、职业空间就大大地拓展了，甚至有可能跨出家门走向世界。

（五）残疾人的自立自理能力教育

残疾人因为视、听、行等方面的缺陷，所以要做到自立自理比一般人困难得多，但自立自理恰恰是人生的根基。所以对残疾人固然应该搀扶救助，但根本意义的帮助是助其自立自理，这对从儿童期起便有残疾的人尤为重要，因为父母是无法帮助孩子一辈子的。《残疾人心理分析》的作者、从事残疾人福利和康复工作多年的吴厚德经过调查、观察和比较后，就这个问题得出了两点结论：

凡能自立的残疾儿童，他们有自信心，对生活有向往；能关心周围的人；能在逆境的情况下战胜各种困难；能不依赖别人，而有独立的精神；做什么事情都有责任心。

不能自立的残疾儿童，对生活缺乏信心，脾气暴躁，对一切都缺乏进取精神。即使家里生活条件很好，也往往不满，依赖思想特别严重。若父母对他们教育不严，在涵养方面一般也比较差。

由此可以看出，残疾儿童的生活能否自立，既关系到他们的心理状态是否良好，又关系到他们将来生活、学习和工作的前途，而残疾儿童生活自立自理能力的培养，父母的态度和做法起着关键性的作用。

第三节　社区流动人口的心理教育

无论是从宏观上还是从微观上看，发生于农村或相对落后地区人力资源层面上的人口流动，最终都是一件利国利民的好事，不仅有助于加速我国城市化的进程，而且能够有效改善我国农民和落后地区居民长期贫困的生存状态，在一定程度上解决温饱问题。有调查报告指出，1957 年—1978 年的 21 年间中国农民人均年纯收入增量共计 2.87 元，其中1965 年—1977 年仅为 1 元钱。而在数以亿计的农民以"流动"方式转化为农民工的今天，仅以南京为例，2004 年农民人均纯收入就比上年增加了 686 元，其中城镇务工贡献率高达 82.7%，占总收入的 51.6%。城镇务工已经成为现今农民经济收入的主要来源，而农民工也已然成为城市建设不可缺少的重要力量。

但是，流动人口作为社会心理学意义上的"人群"，他们之间的关系，他们与社区的关系、他们的心理健康状况等，都还没有受到应有的重视。既然我们承认他们对城市发展、对社区生活的贡献，那么我们关心他们的生活状况和心理健康也是合情合理的。基于此，我们课题组的刘颂等成员对此做了专题研究，并从中获得了一些有价值的信息。具体情况概述如下。

应该看到，户籍管理体制的改革涉及国家的大政方针，非社区可为，因此，我们不在这里多加讨论，以下对策仅就社区而言。

1. 为流动人口建立个人档案，使他们在社区的摆摊设点"职业化"

在我们国家，档案是一个人职业活动中最重要的元素，也是一个人"有单位"的最有力证明，建档案意味着组织对个人的承认、接纳、认可，也给了个体一个正式的职业身份，归属感由此而生。建档案与我国目前在北京、黑龙江、湖南、浙江、广东等地实行的流动人口信息化管理不一样，区别有三：（1）信息化管理的目的在于"方便管理""提高管理效率"，而建档案的目的则是尊重流动人口，将他们纳入社区管理范畴，如同对待员工那样对待他们。（2）信息化管理只收录流动人口的自然信息，如姓名、性别、身份证号码、户口所在地、暂住有效期等，档案除收集这些信息外，更侧重记载流动人口的社会活动痕迹，如是否是党团员、奖惩情况、进修学习情况、工作变动情况等。（3）信息化管理的卷宗一般由公安部门管理，档案则保留在社区，并且可以随着流动人口的变动而迁出。这样做有利于加强社区对流动人口的管理，加强社区与流动人口之间的相互联系，增强流动人口对于社区的归属感。

2. 动员社会力量开办各种形式的民工培训，提高流动人口的社会适应能力

美国学者奈比斯特在其名著《大趋势》一书中指出："在高技术的信息社会里，使用的是脑力，而不是像工业时代那样使用体力，价值的增长不是通过劳动，而是通过知识实现的。"掌握现代科学知识是现代人进入社会的通行证，也是流动人口立足城市最基本的条件，是参与社会、参与社区的"第一把钥匙"。在这方面，可以借鉴国外的做法，在社区中动员并鼓励在某方面有专业特长的退休居民或大学生组成志愿者，面向流动人口定期开设培训课程，如英语、计算机、电工、会计等，课时可长可短，课程可深可浅，参加学习的人数也可多可少，一切视流动人口的需求而定，以帮助流动人口适应新环境为宗旨。这一做法有三大好处：（1）成本低；（2）收效快；（3）使流动人口在接受服务的同时切身感受到来自新环境的人文关怀，有助于消除陌生感、疏离感，加速流动人口的本土化。

3. 建立信息通报制度，控制外来人口盲目流入

任何一个地区，大至国家小至社区都有一个人口容量的问题，即该地区的生态系统和社会经济系统能够承载多大的人口规模。如果人口规模超过了可容纳的人口容量，则将引发一系列资源生态环境和社会经济问题，以及因过分拥挤在人与环境、人与人之间出现各种矛盾与冲突，并最终可能危及该地区的可持续发展。如北京市每天的垃圾产生量，1986年仅有 0.75 万吨左右，1997 年上升到 1.3 万吨左右，这期间人口增长近 200 万。北京市人口最为密集的城南地区是北京有名的热岛中心，曾实测温度竟然比郊区高出 6.9 度，不仅如此，热岛效应还使城南地区上空犹如扣了一个大盖子，导致大气污染程度高出其他地区。经济学研究发现，城市失业人员数量如果低于 5%，地区就可能处于稳定状态，超出 5%，社会治安问题便接踵而至。面对这样一些研究，建议社区每隔一段时间就对本地区的人口容量进行一次实际评估，如本地区可容纳多大的人口规模、本社区拥有多少服务资源，可以为多少人提供住房、提供医疗、提供就业岗位、提供教育；现有居民的生活需求有多大、需要多少人提供服务才能够满足需要等，并将评估结果公布，让生活在社区的居民及流动人口家喻户晓，由此可以减少外来人口的盲目流入，有效地避免因管理力有未逮而出现的问题。

五、社区流动人口心理教育构想

从我们在社区所做的测试与调查来看，社区里的流动人口是希望得到心理上的关心和帮助的，所以他们乐意支持我们的测试与调查。但我们毕竟不是社区管理者，作为社区的管理者，他们是否会把辖区内的流动人口作为有权享受心理健康教育的社区居民来对待呢？目前，此事尚未提上议事日程。从另一方面看，社区流动人口参与社区活动的也很少。问题的症结何在呢？我们发现，社区同外来流动人口的关系处得不错，流动人口的满意度也比较高，在户籍入城这一根本问题未能解决的情况下，他们对社区建设与发展所做的贡献虽然也得到承认，然而更深入更密切的关系终究无法进一步发展。换句话说，社区没有承认外来流动人口的社区正式成员资格，因此有些可以做到位的工作做得不够到位；而外来流动人口则视自己为社区圈外人或过客，对社区缺乏认同感和参与意识。

户籍问题属于国家政策，社区无法改变。但这不能成为社区流动人口没有机会得到心理健康教育的理由。当今的时代是一个讲求以人为本的时代。从心理学的角度来说，以人为本就应该关心人的心理需求，以人为本就应该给弱势群体以心理关怀，而流动人口就是一个很大的弱势群体。在社区心理教育中，流动人口不应该被边缘化。社区应以热情的态度，向他们敞开心理教育之门，解决他们的心理困惑，使他们能够愉快地打工，愉快地创业，愉快地生活，愉快地与"城里人"相处。社区流动人口的心理教育宜以增强他们的社会适应性为核心来组织，重点进行"五学会"的心理教育。

（一）"学会与城里人交往"的心理教育

社区的流动人口几乎都来自农村。他们来城里谋生，向往过城市人的生活，有些还期望在城里学到可用于回乡发展的本领。但所有这一切都有一个前提，那就是要对他所来到的城市有较快适应的能力。但正如我们在社区调查时所发现的，社区流动人口除非做生意不得不与城里人打交道，否则交往圈还是局限于原来熟识的同乡亲友，并没有融入社区、融入城市。这种情况与我们某些同胞虽然移民国外但仍习惯于生活在不熟悉外语的华人圈里有点相似。所以生活在社区的流动人口，应该学会与城市人交往，摆脱社会文化方面的"水土不服"现象。

对来自农村的流动人口进行"如何与城里人交往"的心理教育时，应着重于以下几点：

（1）礼仪教育。要学会文明用语、讲究礼貌，改变把粗俗当作直爽的认知。可通过角色扮演的训练，体验讲不讲究礼仪给人心理上的不同感受。

（2）风土人情教育。一方水土养一方人。一个城市有一个城市的文化习俗、风土人情，因而也就有一个城市人的共同性格，如有的豪爽，有的精明，有的热情，有的细致。了解这一点就较容易避免"适应不良"。

（3）自尊教育。流动人口中的许多人在城市里从事着"脏苦累"的工作，社会经济地位较低，会受到某些"城里人"的歧视。但如果他们自己是有自尊心的，而且这种自尊表现得很恰当，那么反而容易受到别人的尊重，容易与"城里人"建立起互相尊重、平等交往的关系。也只有这样，才容易抵制歧视带来的心理伤害。

（二）"学会爱学习"的心理教育

社区流动人口多半文化程度不高。以所调查的社区为例，抽样调查的结果是89.47%的流动人口文化程度在初中及初中以下，其中约21%为小学程度，12%为文盲。许多人之所以在该上学的青春年华到城里打工，是家境困难不得不辍学谋生计。也有一些人是有机会念书却厌学而弃学入城打工的。这些人都还很年轻，但文化程度却偏低。而严重的问题在于，其中不少人不再有学习的欲望，所以白白浪费了宝贵的闲暇时间。然而，社会在发展，新知识、新技术、新工种层出不穷。要想日子过得好一点，个人发展得快一点，对社会的贡献大一点，不学习一点新东西是根本不行的。所以，对社区流动人口，特别是对其中的年轻人的心理教育，应该有改变懒散习惯、学会爱学习这样的教育内容。在这方面，可以请学习造就机会、知识改变命运的同龄打工者做示范，会有很强的说服力。

（三）"学会把握性健康"的心理教育

夫妻一起流动到城市打工的，只占打工者的一小部分，更多的人是单身入城打工的，家里还有"留守女士"或"留守男士"。打工者中还有大量的未婚青年。作为正常人，有性欲望是很正常的。但如何对待自己的性欲望，却有正常与不正常、健康与不健康、道德与不道德之分。因为觉得性问题很私密或无所谓而处理不当所造成的潜在危险在流动人口中是明显存在的。从心理学角度，对流动人口进行"学会把握性健康"的教育刻不容缓！这项工作由社区卫生中心的医务人员来做也许比较合适。

（四）"学会做诚信人"的心理教育

诚实守信是做人的根本。改变贫困的途径很多，唯独坑、蒙、拐、骗的致富"捷径"千万不能走。现在社会生活中的假话、假货颇有市场，"造假一条龙"不乏实例。流动到城里经商务工的人要守住这条道德人格的底线而不受"钱来得快"的旁门左道的诱惑并不是很容易的。这就要求社区结合实例开展这方面的道德心理教育。

（五）"学会做守法人"的心理教育

农民从农村来到城市，既有憧憬和向往，也有矛盾和彷徨。流动人口要良好地适应社会，与所在城市、社区融为一体，就不仅要完成生存适应，还要完成文化适应和心理适应。上面所说的几种心理教育，都有助于完成这些适应。除此之外，人还得有一种自觉接受规章制度，特别是法律约束的法治适应。在外来人口聚居区，学会做守法人、不做违法事是一个很现实的问题。流动人口之中固然有所谓"相对剥夺感""心理不平衡"等问题，但个人解决这些问题时要靠依法就业和创业，而绝不能靠伤害他人、伤害社会等非法手段，否则就会受到法律的制裁，有悖于他们进城打工的初衷。可见，"学会做守法人"的守法心理教育是非常必要的，这既是对流动人口负责，也是对社区和城市的和谐与安全负责。公安干警、法院和工商质检部门中有心理学素养的志愿者与专业的心理工作者结合起来做这件工作，定会使社区流动人口中的自觉守法者越来越多。

第四节　社区管理与心理教育

一、对管理和社区管理的一般理解

社区作为人们的社会生活共同体，必须有管理才能正常运行和发展，否则会问题迭出或成为一盘散沙，所以社区不可搞无为而治。我们国家制定的社区建设目标，也明确提出了"管理有序"的要求，很多社区工作者都知道这一点。

管理既然这么重要，那么什么是管理？什么是社区管理？社区管理管理什么？对这些问题要有个明确回答，才能启动管理、有序管理。

管理在狭义上是指企业管理，广义的管理则是指一切有组织、有目的、有计划的管理。社区管理所说的管理是广义的管理。一般认为，管理就是合理地安排人力、物力、财力，计划好各项工作，实现预定目标的过程。科学管理理论早期代表人物、法国人法约尔认为，管理的含义就是计划、组织、指挥、协调和控制等，所有的管理活动都是由计划、组织、指挥、协调和控制五要素构成的。虽然后来又出现了多种管理理论，但法约尔的见解从操作层面上来看仍有实用意义。他的管理五要素具有明显的可操作性：计划就是研究现有条件，预设发展目标，拟定行动步骤；组织就是调配人力，建立实施计划的机构；指挥就是向组织中的人发指令，让他们按指令行事；协调就是使各项工作和谐一致，使之取得效益；控制就是各项工作按计划和指挥来完成。在今天看来，要做好社区管理工作，也仍要会计划、会组织、会指挥、会协调、会控制，否则就办不了事、办不成事。那么社区管理指的又是什么呢？国家级规划教材《社区管理》对此做了这样的表述："所谓社区管理，就是在一定的社会条件下，社区基层政权组织与社区居民、驻区单位等，为维护社区整体利益、推进社区全方位发展，采取一定的方式，对社区的各项事务进行计划、实施和有效调控的过程。"如果说得简单些，社区管理就是对社区事务进行计划、实施和有效调控的过程；

或者更简单些说，社区管理就是对社区事务进行管理。至于社区事务，是指社区的环境、卫生、文化、教育、治安、服务等事务，所以社区管理又可具体地分为社区环境管理、社区卫生管理、社区文化管理、社区教育管理、社区治安管理和社区服务管理等。这就是对社区管理究竟管理什么的大致回答。就管理实践来说，从企业管理到一般组织的管理，从法约尔时代的管理到今天的管理，从操作层面描述管理的关键词几乎没有什么变化，都是"计划""组织""实施""调控"等。可见，要做一个有效能的社区管理者，正确地掌握这些操作手段是至关重要的。

二、社区管理中的人心管理

社区管理虽可区分为服务管理、环境管理、治安管理等，但任何社区事务的管理都得通过与人打交道方能完成，而人身上的心理因素对社区事务的管理成效有着很大的影响，这就要求社区管理必须见物见事又见人，尤其应看到人的心理因素在其中的作用。因此社区管理不仅是事务管理，而且是人心管理即与人的心理交织在一起的管理。所谓人心管理，主要是指有计划有组织地结合社区事务，形成社区人的社区归属感，增强社区的凝聚力，掌握社区情绪动态，解决人际冲突，促进社区人的心理健康等。这样复杂的管理光靠热情是不够的，还得运用心理学的智慧。这就需要了解社会心理学和管理心理学等心理学科有哪些论述可运用于社区的人心管理。作为建议，从心理学角度进行社区人心管理，不妨重点进行以下五项工作。这五项工作也可作为社区管理方面的心理教育的五项内容。

（一）用人性假设理论调动社区人的积极性

管理者如何看待人的本性，这决定着他们如何对人和人心进行管理。从20世纪初以来，管理研究方面先后出现过"经济人"（"实利人"）假设、"社会人"（"社交人"）假设、"自动人"（"自我实现的人"）假设和"复杂人"假设等多种很有影响的人性假设理论。"经济人"假设理论认为人的行为动力在于追求自身的最大经济利益。"社会人"假设理论认为调动人的积极性的决定因素不是金钱，而是在工作中与周围人的良好关系。"自动人"假设理论认为人并无好逸恶劳的天性，人都需要发挥潜能、表现才能，只有如此，人才会感受到最大的满足。"复杂人"假设理论认为人不是单纯的"经济人""社会人"或"自动人"这三种人性假设虽然都有合理的一面，但都解释不了一切人，因为人是很复杂的，不仅不同的人的个性不同，而且同一个人在不同的年龄、时间、场合的需要和心理状态也会有所不同，因此不应把人看成同一类型而采取一个模式去管理。

不同的人性假设理论应用于管理，其管理的重点是不同的。"经济人"假设理论强调的是工作任务、效率、控制和监督。"社会人"假设理论强调要关心人、满足人的自我尊重、人际关系和"参与管理"等需要。"自动人"假设理论强调的是人的价值和尊严以及如何创造适宜的环境条件来发展人的才能和创造力。而"复杂人"假设理论强调的是因人因时因地而异的管理以及工作、组织、个人三者的最佳匹配。这几种人性假设理论各有可取之处，也都各有可批评之处，尤其是"经济人"受到的批评最多。但即便如此，它们对于今天的社区人心管理仍然有借鉴意义，因为不同的人性假设对不同的人还有着不同的适用性。

（二）用群体凝聚力理论增强社区凝聚力

社区也是一种群体，但它与企业、学校、部队相比，组织程度相对松散一些。在我国，长期以来人们在心理上习惯于把自己归结为某某单位的"单位人"，不习惯于同时把自己视为某某社区的"社区人"。因此社区凝聚力不强是个管理难题。而如果这个问题解决不好，社区的许多功能的发挥将深受牵制＾所以，社区人心管理应把社区凝聚力的培育当作首要的、基本的工作。

社会心理学认为，群体的凝聚力是群体成员凝聚为一体，致力于群体目标活动时所表现出来的心理合力。凝聚力表现在群体成员的心理感受方面，就是认同感、归属感和力量感。社区有没有凝聚力，这三"感"可作为指标。

群体凝聚力不是自发形成的，它的产生有赖于一些重要条件。社区管理人员若能掌握这些条件，就如同掌握了形成社区凝聚力的抓手。

1. 目标整合

群体是由不同个体组成的整体。群体有群体的目标，个体有个体的目标，二者目标若能统一就达到了目标整合。目标整合对群体来说，是要使总目标能包括和满足个体的需要与愿望；对个体来说，是要使个体目标与群体目标一致或以群体的整体利益为重，修正个人目标。

2. 心理相容

心理相容是指群体内成员与成员、成员与群体、领导者与群体、领导者之间的相互尊重、相互吸引、相互信任、相互支持，而不是相互歧视、相互排斥、相互猜疑、相互苛求。社区里特别是城市的综合型社区里，成员构成比较复杂，同质性比较弱，从相互尊重入手创造心理相容的基础条件显得尤为重要。

3. 特长互补

只要不把特长神秘化，就会发现每个群体里其实都有不少有特长的人。社区里也是如此。推而广之，互补不仅指特长方面，而且指知识结构、性格特点、能力类型等方面的互补。人与人之间相互学习、取长补短、合作共事，就能增强彼此的吸引力。而群体内的成员之间的吸引力与群体对成员的吸引力一样，都是群体凝聚力的基本方面，因为群体凝聚力实质上就是群体对成员和成员对成员的吸引力。由此看来，做社区人心管理工作很重要的一点，就是要把社区成员的特长挖掘出来，传扬开来，使大家有互相赞赏、互相学习和合作的机会。当人们感觉到自己是生活在一个人才辈出的社区时，这个社区的吸引力之大是不言而喻的。

4. 氛围健康

群体氛围对于群体凝聚力的形成十分重要。好的氛围促进与加速群体凝聚力的形成，坏的氛围妨碍与破坏群体凝聚力的形成。氛围中最重要的是民主氛围、诚信氛围和奋进氛围的营造，因为在民主氛围中，人的心情是舒畅的，参与意识是很强的；在诚信氛围中，人是能放心做事的，不必把精力消耗在对别人的戒备上；在奋进的氛围中，人是有目标有奔头、与群体同命运的。因此可以说健康的群体氛围是群体凝聚力的凝合剂。社区人心管理必须着力营造这种凝合剂。

（三）用情绪智力理论优化社区情绪管理

国内情绪研究专家孟昭兰早在 1985 年就说过，"在那些与心理学密切相关的实际业务部门中，情绪问题经常处于前沿地位"，这是因为情绪是我们工作是否顺利、生活是否适宜的"及时反应和信号"，所以"我们应当像注意天气预报告诉我们气温变化一样注意我们的情绪和心境变化，以我们的人格力量去预测它的影响并努力改变环境因素"。她同时指出，要达到这一点，除了要靠社会进步为人们提供客观条件之外，还需要以心理学知识告诉人们"应当如何对待社会环境、人际关系和驾驭情绪"。当时她就预见到社会生活的复杂化在人们的生活中产生许多矛盾，而矛盾的解决不可能都十分顺利，因此"有时可能大面积地引起人们思想上的反应"。从今天的现实情况来看，社会生活和社区工作中，这些问题依然是容易引起"大面积反应"的前沿问题。所以解决好情绪管理问题仍然具有很大的现实意义。

孟昭兰提出这个问题数年之后，国外出现了情绪智力理论。这一理论对于解决情绪管理问题相当有启发。所谓情绪智力就是识别与理解自己的和他人的情绪状态，并利用这些情绪信息来解决问题和调节行为的能力。它的要点可以表述为三种内容五种技能。三种内容：①能准确地识别、评价、表达自己的和他人的情绪；②能适应性地调节、控制自己的和他人的情绪；③能适当性地利用情绪信息，以便有计划地、创造性地激励行为。五种技能：①能了解自己的感受，知道自己的情绪及情绪强度；②能体察他人的感受，了解他人的情绪状况及其原因；③能适当地表达和控制自己的情绪；④能弥补情绪伤害，向人道歉并给予补救；⑤能有效地与周围的人进行良性的情绪互动。人都有情绪，但要驾驭情绪颇不容易，能驾驭情绪是很高的智慧。在日常生活中，很多人都明白，情绪自闭和情绪泛滥都有损健康，也不利于良好人际关系的建立，因此对情绪确实有个管理的问题。所谓情绪管理，就是借助于情绪智力的理论与技巧对自己和他人的情绪进行管理。具体些说，情绪管理包括对自己与对他人两个方面。首先是对自己，要求能适时地用适当的方式表达和控制自己的情绪，避免自闭化和极端情绪化，尤其要避免情绪失控；其次是对他人，要求能善意地应对他人的情绪，认真倾听他人的心理诉求，用同理心去理解他人的感受，针对原因进行疏导，从而改善沟通、解决问题。

从上面所说的内容可以看出，情绪管理并不是要求人们做情绪的判官，简单地告诉他人什么情绪允许发生、什么情绪不允许发生，而是在尊重他人的基础上进行积极的情绪互动，从而达到情绪上的双赢和问题或矛盾的解决。"爱人者，人恒爱之敬人者，人恒敬之"。我们在进行情绪管理（特别是涉及他人的情绪管理）时，回味这些闪烁着心理学智慧的格言，会有助于我们成为明智的情绪管理者。人与人之间，由于认识、需要、利益和价值观等的不同，彼此间存在着情绪冲突的可能性。事实上，这种情绪冲突在家庭、在职场、在社区都有所表现。因此，我们应该提倡明智的情绪管理。社区是许多社会矛盾的交集点，人员的组织化程度较低，工作又复杂琐碎，就此而论，社区特别需要明智的情绪管理，特别需要通过情绪管理达到情绪和谐。所以，无论是社区工作者或是社区居民，都有必要学一点情绪智力知识，因为它能帮助人提高情绪管理的修养。

（四）用 CPM 理论提升社区干部人心系数

做社区人心管理工作的社区干部，自身理所当然地应该具有较高的人心系数。人心系数在这里是一个打比方的说法，实质所指的是受欢迎和受拥戴的程度。尽管社区干部没有显赫的级别，但他们却是在社区一线工作的领导者、管理者。作为领导者、管理者，应当了解自己的人心系数如何以及改进方向在哪里。而 CPM 理论是一种能帮助他们解决这个问题的理论。我们相信，社区干部若能接受 CPM 理论并用于工作实践，对自己和社区居民都会十分有益。

CPM 理论是一种研究领导行为的理论，是研究管理的心理学者凌文铨在改进国外的 PM 理论的基础上提出来的。在 CPM 理论中，C（character and morale）代表个人品格（主要指模范表率行为）（performance）代表工作目标行为，M（maintenance）代表群体维系行为。这一理论认为，领导者的领导行为效果如何，是由 C、P、M 这三个因素决定的。而在此前，国外社会心理学家在 20 世纪 50 年代就已发现，领导行为有工作取向和人情取向两个维度（分别以大写英文字母 P 和 M 代表），工作取向的领导行为偏重群体目标的达成，人情取向的领导行为偏重群体士气和内聚力的维系。事实上，一个领导者要在这两方面都做得很好并不容易。根据领导者在 PM 两方面的表现，领导行为可以分为四种类型。①P 型领导，这是目标达成型领导。其行为特征是注重工作目标的实现，关心的是问题、计划、检查和评价，努力工作但不关心人，对他人缺乏感情。②M 型领导，这是群体维系型领导。其行为特征是注重维护融洽的人际关系，重视交往与友谊，但对工作任务的完成状况不太注意。③PM 领导，这是两方面兼备型领导。其行为特征是既关心工作又关心人，能使群体心理气氛舒畅，工作任务顺利完成。④PM 型领导，这是两方面均弱型领导。其行为特征是既完不成工作目标，也维系不了群体关系。显然，一个当领导的人，如果既是工作任务专家，又是士气调理专家，那肯定是个人心系数较高的领导者。

PM 理论及 PM 分析法经日本学者倡导后，在国际上产生了重要的影响。中国学者引进这一理论后，加以改进，形成了 CPM 理论，编制了《CPM 领导行为评价量表》，不仅大量用于考核党政机构和企事业单位的领导班子，取得了满意的效果，而且在帮助领导者个人明确其领导行为的改进方向、避免领导班子搭配不合理带来的内耗等方面，都发挥了作用。

（五）用群体冲突理论解决社区内的冲突

社区是一个大群体。一般来说，社区里的人都期待和谐，不希望有冲突。但有时社区内也会因故产生一些矛盾，严重的还会发展成冲突。例如，拆迁、民宅商用、物业管理等问题引发的冲突就时有所闻。因此，社区的人心管理既要做"内聚"工作，也要做防止和化解冲突的工作。在这方面，心理学的群体冲突理论值得社区工作者重视。

群体冲突意味着目标的互不相容或互相排斥。它可以发生在群体与群体之间，也可以发生在群体内的部门与部门之间，还可以发生在个体与群体之间，发生在群体内部的成员与成员之间。如何解决这种冲突呢？社会心理学和管理心理学有这样一些说法，可供参考。

1. 冲突的解决原则

首先，在认识上要区分建设性冲突和破坏性冲突，而不是像早期研究那样，把群体冲突一概理解为暴力、破坏和无理取闹；要发展建设性冲突，消除破坏性冲突，反对用干扰、破坏和暴力的方式解决冲突。其次，在分析冲突原因时，要区分认识原因、信息原因、价值原因、本位原因、制度原因、习惯原因和品德原因，以便有针对性地加以解决。再次，要提倡民主，敢于发表和听取不同意见，集思广益。最后，要加强信息沟通，耐心交换意见，增加透明度，减少误解和误会，缩小心理距离。

2. 冲突的解决策略

解决群体冲突可以考虑采取两维策略，其中一维是合作性，指能满足需要与利益的程度；另一维是坚持性，指坚持满足自己需要与利益的程度。这两个维度高低状况的重合，可以形成五种处理冲突的策略：一是强制策略（坚持性高，不合作，牺牲对方），二是退避政策（坚持性、合作性都低，逃避对抗），三是克制策略（合作性高，坚持性低，和解顺应），四是统合策略（合作性高、坚持性也高，求同存异），五是妥协策略（合作性和坚持性均适中，相互让步）。

3. 警惕处理冲突的几种错误倾向

处理群体的分歧、矛盾、冲突，必须十分谨慎。社会心理学的研究提醒我们，在对待冲突时，应对下列倾向保持警惕。（1）把周围的人唯唯诺诺、不敢提意见的倾向误认为无分歧、无矛盾、无冲突；（2）过分强调忠诚与合作，把意见分歧与不忠诚乃至背叛等同起来；（3）一遇到分歧就把它平息下去；（4）掩饰严重的分歧，以维持表面的合作与和谐；（5）接受模棱两可地解决分歧的决定，让矛盾的双方对决议做不同的解释；（6）故意扩大矛盾，借以增强个人的影响、削弱他人的地位。应该说，这些善意的提醒对于解决社区可能遇到的分歧、矛盾和冲突，也是可以参考的。

三、社区管理组织运作的心理方略

社区要让人值得留恋，很重要的一点是必须有良好的管理。这种管理要靠社区的管理组织去实施。从社区的发展规划管理、政治工作管理、经济活动管理，到社区服务、治安和文化等方面的管理，无一不是组织行为。所以要管理好社区，先得有个好的社区管理组织。所谓社区管理组织，就是承担社区管理职能的社区组织。按照我国当前的实际情况，在一个社区内承担社区管理职能的组织不止一个，而是多个，其中有街道一级的党政组织，有社区党组织和社区居委会，有业主委员会，此外还有物业公司等社区中介组织。可见，社区管理组织实际上是一个组织体系，这个组织体系的核心则是党的组织。一般认为，社区的管理组织应具有满足社区居民多样化的社会需求、把松散的个体和单位整合成关系相对紧密的群体、协调社区的各种社会关系、维护社区稳定和提高社区居民社会化等职能。在我们看来，不论社区管理组织的职能划分为多少种，有意识地把管理上的心理方略运用于职能的发挥总是必不可少的，因为这种运用可以提高组织的管理效能，促进社区和社区人的发展。

（一）目标管理

社区管理组织在管理社区时有大量的日常管理工作要做，做久了也就驾轻就熟了。但若满足于日复一日、年复一年的日常管理，而对社区发展的愿景、阶段、特色等战略目标缺乏设计与实践，那么这个社区的发展就会受到很大的局限。进一步说，如果把管理理解为"守摊子"，那么这种局限将不可避免。一些社区的成功实践表明，正是由于社区管理组织不断实施明确的目标管理，因此工作上不断有新动力、新创造、新拓展。下面是一个实例。

社区管理组织自觉实施目标管理后，办事效率和有关各方满意度确实有了很大的提高。一个组织的目标管理为什么能产生这样大的效果？这是因为如果组织的目标合适，就能够强烈地激励其成员的成就需要，直接引导他们去克服困难，努力实现目标，体验和享受成功的喜悦。因此应该充分认识到目标的动机作用。但是这种作用究竟会不会发生，又是有条件的。其中比较重要的条件是两条：第一，组织的目标应由管理者与被管理者共同参与制定，而不是由管理者单独制定。这样做能使组织内的成员从内心体验到受组织尊重，对组织目标有更多真切的了解和更大的认同，也可避免目标虽好、组织成员却无动于衷的尴尬。第二，组织的目标应该是具体的、可行的、可衡量的和有时效性的，并且是由层层分解、环环相扣的子目标构成的。这样做才能使组织内的个人和部门知道自己的具体任务是什么，这些任务的完成对整体任务的完成有何重要性，从而增强责任感。

（二）人本管理

管理的实质就是使别人为组织目标而工作，并使组织成员有机会共享组织发展的成果。

有管理就一定有管理者和被管理者之分，二者相辅相成。管理者能否使被管理者与自己一起为组织目标的实现而全力以赴，关键是能否对组织成员（这里主要指被管理者）进行以人为本的管理即人本管理。人本管理与那种见物不见人、见事不见人、把人当作完成任务的工具的管理截然不同。它对管理对象充分尊重，不居高临下地管人，重视感情沟通，关心他们的需求，发挥他们的长处，为他们的发展创造条件，使之与组织的发展同步。

但人本管理做起来并不容易。有些管理者习惯于把管理理解为单纯用规章制度来约束别人，因而自视高人一等，以管理者自居，意识不到管理还应有关心和服务别人等内涵。这样的管理容易引起被管理者的反感。管理学者曾仕强在其《中国式领导——以人为本的管理艺术》一书中就说到过这样一个观点："反感被人管是中国人的本性。"故常可听到"你凭什么管我？""你干吗管我？""我不要你管！""就凭他那德行还想来管我！"之类的话语。根据他的看法，硬管人家是管不出干劲、留不住人心的。他进一步提出，管理不是管人，而是"管事""理人"和"安人"。他的这种管理方略与常规的理解不尽相同，值得重视。他所说的"理人"就是"看得起别人"，因为"敬人者，人恒敬之"，只要你看得起他，他就会拼命去做；而"安人"则是安顿好被管理者的生活，使之无后顾之忧，可以更专注于组织目标的完成。应该说，他的观点是颇有启发性的。他的"管理要管事"的主张相当符合人的心理诉求，因为中国人常见的抱怨之一就是"这事怎么没人管"因而管理先得把该管的事管好，该管的事没人管或管不好就是管理失职；他所说的"理人""安人"是人本管理的中国说法；他提出的国人"反感被人管"则启示我们，管理必须注意对方心理上的可接受性以及管理者自身的行为表现。这些问题处理好了，人本管理的优越之处必定会显现出来。

人本管理可以有不同的做法。"管事""理人""安人"三管齐下，无论从管理的理念上说或从管理的技巧上说，都有一定的新意，值得尝试。当然，人本管理并不排斥规章制度的执行。按规章制度管事是必要的，但须同时注意不要忽视"理人"与"安人"。当需要"管人"时，不妨采用幽默管理的方式，因为幽默管理是一种既讲是非又不伤害对方自尊的人本管理。

（三）协同管理

社区管理组织如何对社区事务进行管理，是凭负责人的个人影响力还是依靠组织的系统协同能力？答案应该是后者。但现实的情况常常是，有些组织（不仅仅是社区的管理组织）虽有组织之名，却没有发挥组织应有的系统协同功能。于是出现了以下两种现象：一是过分依赖组织负责人或相关人员的个人影响力，单兵作战现象严重，组织机构没有协同运作，组织的整体管理效能不佳；二是组织内部门设置随意性大，责权关系重叠，职能边界不清，导致推诿扯皮，业务流程不畅。由此可知，社区组织对社区事务的管理，在有了明确的目标之后，组织的系统协同运作必须同步跟上。这样，组织目标的实现才有保障。但是，组织在管理中做到明确分工并不太难，做到默契合作、顺畅运行，则很不容易，故而在协同管理问题上应认真研究制约合作的因素，并亟须探索改善协同管理的具体做法。在这方面，社区管理组织可以从成功的企业管理中汲取经验，然后加以创新。企业管理专家刘光起的《A管理模式》（企业管理出版社）中有很多协同管理的好例子，可作为社区协同管理的一种参照。例如该书提到的管理的层次、岗位描述和述职的方法等，对社区的有效管理有一定的启发。

第五节　社区自治与心理教育

一、居委会从"自治"到"他治"再到"自治"的发展历程

社区自治实际上就是社区居民自治，而社区居民自治是需要通过居委会来执行的。因此，居委会究竟在"自治"中应扮演什么角色？是"自治"（民意）的执行者还是"他治"（政府指令）的执行者？这是很值得研究的。

什么是居民自治？中国法制出版社出版的《社区居委会工作手册》是这样表达的："居民自治，就是社区各项民主制度健全、规范，社区党组织核心领导作用得到发挥，居民群众在基层经济、政治、文化和其他事务中切实能够当家做主，形成党领导下的充满活力的居民自治机制。"完善居民自治是我们国家推进基层民主的重大举措，而真实的基层民主则应该体现为能切实保障广大居民在社区事务中依法行使选举权、知情权、参与权、决策权、监督权和表达权。简单些说，社区自治的真正含义就是通过民主方式，使居民有权当家做主解决自己社区的事。

居民自治是最近几年才强调得比较多的。但我们应该知道，1949年新中国刚成立时，党和政府对居民自治就已相当重视。当时先在一些城市的贫困人口中开展工作，成立群众组织。然后，从1951年起建立居民委员会和居民代表会议制度。1954年，第一届全国人民代表大会常务委员会通过了《城市居民委员会组织条例》，第一次用法律形式把居民委员会的性质明确规定为"群众自治性的居民组织"，其任务是办理有关居民的公共福利事项、反映居民的意见和要求。此后数年，居委会在维护居民利益、热心为居民服务、反映居民意见等本职工作上做出了成绩，居民自治得到了较为顺利的发展。但是，随着国家政治形势的变化，从1958年起，居委会也逐渐从自治性的组织变成了生产性组织和政府行政性组织。所谓"生产后方、生活场所、阶级斗争前哨"一度成为居委会的建设目标。1982年修订通过的《中华人民共和国宪法》以国家根本大法的形式明确了"城市和农村按居民居住地区设立的居民委员会或者村民委员会是基层群众性自治组织"，居委会的主要工作和职能是办理本居住区域的公共事务，调解民间纠纷，协助维护社会治安，并向政府反映民众的意见、要求和建议等。1989年，全国人大颁布了《中华人民共和国城市居民委员

会组织法》，规定"居民委员会是居民自我管理、自我教育、自我服务的基层群众性组织"。这样，就从法律上重新确认了居民委员会的群众性自治组织的性质，使居委会的性质从"他治"向"自治"回归有了更为明确更为充分的法律依据。从 20 世纪末开始，为适应整个国家改革和发展的趋势，社区建设问题提上了议事日程。进入新世纪后，社区管理体制改革加速进行，50 年一贯制的居委会模式，被新型的社区组织——社区成员代表大会及其执行机构社区居委会所替代。居委会变成社区居委会，不是加个"社区"的前缀、换块牌子而已，也不仅仅是扩大了管理区域而已，更重要的是通过建立社区自治组织，重新认识和回归自治，告别"他治"模式，为社区的发展开辟广阔道路。现在，人们越来越意识到，民主和自治是不可分割的。社区实行民主选举、民主决策、民主管理、民主监督，居民进行自我管理、自我教育、自我服务，这是扩大基层民主、实行社区自治的具体途径。很多社区已经在这些方面总结出了经验。例如，宁波市已经做到了城市社区所有的居委会主任都由社区居民直接选举产生。而议事园、听证会、志愿者等表达、监督、参与的渠道，在全国不少社区也都十分畅通。可见，人们所期待的社区的事社区群众当家做主的新景象已初步显现。

　　但是，居委会从"他治"向"自治"回归，不是因为有了法律依据就可以快速完成的。过去几十年中，居委会实际上更多的是对上负责、为完成政府下达的任务而忙碌的行政组织或准行政组织，故被称为"政府的一条腿"，而在发挥自治功能方面则较少作为。现在我们国家已经有了社区管理新体制。正如人们所看到的，居委会变成了社区居委会，管辖范围相应调整扩大，与自治机制相应的各种机构和规章制度正在逐步建立和完善起来，办公条件也有了明显改善，这为社区的自治创造了良好的空间。接下来的问题是社区能否以此为契机，告别"他治"的工作模式，在自治的方向上顺利前行，可能遇到的困难是什么，如何克服？根据调查，现在居委会所承担的政府交办的工作依然非常多。一项研究（于燕燕）提道："就目前而言，在居委会的 100 多项工作中，90% 属于政府工作。"另一项研究（经素）提道："按各部门的要求，有的居委会门口要挂 30 多个牌子，居委会主任要兼 30 个职，各类台账多达 70 多种 160 余本。"还有一项研究（南京市鼓楼区委）说得更具体，说社区居委会有五多——常务性工作多、阶段性工作多、季节性工作多、临时性工作多、报表台账多。其中，政府有关部门下达的常务性工作多达 32 项，阶段性工作如人口普查、征兵等多达 20 项，季节性工作如灭蟑螂、节日慰问部队及其他各类民政优抚对象、重阳节老人活动等多达 26 项，临时性工作如募捐、行业检查、通下水道等多达 20 项，各社区居委会工作台账平均 32 种。从这些数据来看，社区要达到比较满意的自治境界，还有很长的路要走。如何才能使社区彻底向自治转轨，使社区居委会成为名副其实的自我管理、自我教育、自我服务、自我监督的群众性自治组织？笔者认为，应该重点做好三项工作：第一，政府特别是区一级的政府及其派出机构街道办事处，要进一步调整与社区及其居委会的关系，改进工作作风和工作方式，使社区有广阔的自治空间；第二，积极引导社区群众了解国内外社区自治的新鲜经验，以利于开阔眼界，创造适合国情的社区自治机制；

第三，用有效的自治活动，让社区群众体验自治所带来的当家做主、自我管理、自我教育、自我服务、自我监督的快乐，借以激发群众的自治热情。

二、国外社区自治中的一些做法

（一）社区会议透明公开

在北欧，社区由社区议会管理，社区议会由社区居民选举产生，并必须按照选民意愿行事。如在丹麦最大的奥斯陆社区，社区议会在每个月的第二个星期三都照例召开社区会议。此时，社区所有的居民都可以旁听会议，或从地方无线广播收听会议内容，从网上浏览会议情况，上情下达和下情上达的渠道始终畅通无阻，居民可以及时了解社区事务、表达意见。

特别是事关社区发展规划之类的事，在作出决定之前，都要通过各种可能的渠道公之于众，以求百姓把关、认可。按照当下时兴的说法，叫作"公示"。他们的"公示"渠道包括：在社区报纸乃至在全国大报上公布，在相关网站上发布，通过邮局分发到所有居民家中，在图书馆里可以随时查阅。在社区规划方案公布后的 8 周内，社区居民可以充分发表意见。在这期间，社区网站开辟电子讨论论坛，举办相关的广告展，召开居民大会对规划进行讨论，无论是赞同的、建设性的还是反对的、横挑鼻子竖挑眼的意见都可以发表。社区议会在经过这些程序之后，才会做出决策，对民意之尊重可以说是相当到位的。

（二）听证会上公断是非

与北欧的情况相似，社区议会和社区听证会是美国的社区定期举行的专门讨论社区发展事务的会议。社区居民把参加这类会议视为参与社区建设和管理的一种最直接的方式，因此与会积极性非常高。听证会虽然也是一种社区会议，但它不是一般的社区会议。根据谢芳著的《美国社区》一书的介绍，社区听证会常常是应社区内发生利益冲突的一方当事人之请求而召开的，因此这种会常常带有较浓的"火药味"，如果争执双方相持不下，最后也可能通过司法途径裁决。社区听证会上常见而又容易引起争议的话题是城市规划、景观布局、色情业限制和邻里纠纷等。以城市规划而言，纽约市《城市宪章》就明文规定，纽约市的城市规划审议权交给各社区董事会，这使社区公众参与城市规划编制有了法定保障。一个房地产大亨虽然买下了某社区一块地皮的开发权，但社区居民和非营利组织组成的"负责任的城市发展联盟"考虑到他拟建的 72 层公寓楼将对坐落在社区范围内的联合国大厦及附近的居民建筑群的景观带来危害，故坚决予以反对。在听证会上，他们个个慷慨陈词，会后为维护社区共同利益而联合行动（包括寻求时任联合国秘书长安南的支持），决心推翻房地产大亨的这一计划。可见，有了听证会这样的议政、参政渠道，城市规划"纸上画画，墙上挂挂，不如富人一句话"的现象就会减少。在这里，是非靠公断，而不是以富人的是非为是非，富人与普通居民的话语权是平等的。无论你是名人还是亿万富翁，在社区里，你只能作为普通一员出现。在判断是非曲直的社区听证会上，你同任何普通人一样，只拥有自己的那一票。

（三）邻里矛盾用"皮毛法"处理

社区生活中，有些事说大不大，但对邻里的侵扰却不小，使人不得安宁，如噪音问题、泊车问题、喂养宠物问题等。对这些事，美国是由一系列相关法律管理的。美国人把这些管理令人讨嫌的鸡毛蒜皮"小事"的法律称为"皮毛法"。根据"皮毛法"，社区居民在自己家中或院子里的行为如果干扰了邻居的正常生活，还不听规劝（如烟味呛人、嘈杂声扰民），邻居是可以向执法部门举报、请求干预的，执法部门定会依法处理。美国人虽然崇尚自由，但在自己的家里也不可以为所欲为，因为"公共利益"是不可侵犯的。所以，他们整治噪音有噪音防治法，整治停车有社区泊车法，整治宠物扰人有家庭宠物限养法，整治乱倒垃圾有垃圾分类回收法，如此等等。

以纽约的"新噪音防治法"的某些严厉的规定为例。该"新法"规定，在距离公寓楼1米处测到的所有噪音超过45分贝的声源都禁止使用；无论是狗叫、电视机音响过大或是汽车鸣叫，都不得连续超过3分钟，违法超过3次则罚款525美元—2625美元；而夜总会如果音量太大，大得街上行人都听得见，则最高可罚款24000美元。但在我们看来，"皮毛法"的重要意义不在于罚，而在于把不干扰邻里的生活安宁视为守法行为，反之则视为违法行为，这就使邻里之间可以以"皮毛法"为依据，严格自律，互相监督，规范行为。这样做对个人、对邻居、对社区都好处多多，所以美国人很看重"皮毛法"。

（四）民间社团爱管"闲事"

民间社团组织特别多，是欧美国家的一个特点。这些社团在社区自治活动中十分活跃，显示了一种管好社区、人人有责的自觉。所以，自治并不是无为而治，也不是各人自管自，相反，自治也包含着人人来管该管的"闲事"。让我们来看两个例子。在纽约市，有一个遍布各社区的民间组织，取名为"步行者的权利"。它的宗旨是在纽约每一个社区创造步行安全方便的环境，因为纽约的汽车实在太多了。为此，它要求有车族在社区要做到：（1）车辆在社区行驶时主动礼让行人。（2）在社区穿行时，遇到中小学校、老人中心、残疾人中心等设施要主动减速，礼让。（3）在社区行驶，绝对禁止以鸣喇叭警示行人（在这个国家，对行人鸣喇叭被视为极不礼貌的行为，重者可能会遭行人起诉）。（4）在社区停泊的车辆不许安装警报器，否则遇到"半夜鸡叫"，居民可以起诉车主。大家都知道，虽然，交通法规对车辆驾驶有各种具体的规定，但并无明文规定"行人优先"。然而在欧美等一些文明程度较高的国家，"行人优先"却已成为一种惯例。在这方面，"步行者的权利"这类民间组织发挥了重要的作用，全社会包括有车族认同了他们的宗旨。就美国而言，这个国家之所以能形成这种惯例，是基于美国社会有这样一种认同：虽说任何交通的参与者的交通地位与作用都是平等的，但交通的参与者还是有强弱之分；在道路交通中，机动车辆相对于行人而言，因其速度快、体积大，是交通参与活动中的"强者"，正因为如此，车辆在人口密集的社区行驶必须主动礼让行人，否则将承担不可推卸的责任。所以礼让就从他律变成了自律。可以说，这也是有车族对以人为本的一种认同，所以人车争路的现象就很少发生。

说民间组织爱管"闲事"，并不是说他们只对不良现象说"No"。实际上，民间组织也为社区做许多建设性的工作。杨叙所著的《北欧社区》一书中就介绍过一个令人难忘的例子。说的是在瑞典，有一个很独特的"失足者重返社会协会"。这是1997年成立于斯德哥尔摩的非营利性组织，该协会的成立得到了瑞典司法部的支持。协会的成员主要是有前科的人，大多是过去沉湎于毒品或酒精而不能自拔者。另一部分成员则是来自社会各阶层的志愿者，其中包括瑞典皇室的成员。协会的中心任务是帮助社区里那些染上了不良嗜好、有过犯罪记录、蹲过监狱的人重新过上自由正常的生活，做一个不沾毒品、遵纪守法的体面人。为此，这个协会制订了一条很实在的座右铭："诚实守信、体面正派、团结一心、远离毒品。"同时还摸索出了一条行之有效的工作路子。其中很重要的一点就是发挥"资深"老成员的作用，让他们现身说法，用自己走过的弯路和摆脱噩梦的经历来帮助有类似经历的新成员。协会工作的重点目标是那些刚释放出狱的人，这些人此时正站在人生的十字路口上彷徨，亟须人们及时伸出援助之手。因此，协会在他们获释之前便开始同他们建立联系，获释之日更是派人迎接，欢迎他们加入协会，让他们感受到友善、友谊。协会的许多成员都因以往的失足而失去了儿女的信任和感情，这使他们深感内疚和不安，但他们又不知道如何重建亲情、如何消除重过正常家庭生活的障碍。为此，协会为他们以及他们的子女组织了夏令营和冬令营。在那里，曾经失足过的父母有机会在安全和鼓励的气氛下修补受损的关系。此外，协会还举办讲座，告诉新成员如何学会与子女相处、如何在孩子心目中重建威信。所有这些工作，在社区治安中所起的有益作用是不用忽视的。有了这样的工作，社区中原本的消极因素（所谓"高危人群"）可以变成无害因素，甚至变成积极因素。毋庸讳言，成立这类组织和管这类"闲事"是有风险的，但他们对这些有前科的人不排斥、不嫌弃，积极帮助这些人克服回归社会、回归亲情的困难，重拾做体面人的自信，并且获得了成功。风险虽有，但成功了对社区乃至整个社会的贡献也很大。我国在社区内原本就有对刑释解教人员的帮教工作，现在又开始了社区矫正工作，民间力量的参与肯定是需要的，但我们尚缺乏这方面的实践经验。斯德哥尔摩这个民间组织所做的这些"闲事"，想必能拓展我们的社区矫正志愿者的思路：原来对有前科的人还能用这样的方式去帮助！

在欧美等国，不仅民间社团组织爱管社区"闲事"，而且社区内的普通百姓也是如此。这一点尤其可贵。也就是说，为社区做好事或维护社区权益，不一定都需要由"组织"出面，社区居民个人遇上了也会自觉地去做。社区自治能转化为自觉的个人行为，这样的自治一定是高水平的自治。

三、社区自治运行机制的建立

（一）政府放权对社区自治运行机制的建立至关重要

从城市社区管理机制改革之前的居委会运行情况来看，虽然宪法和相关法律早已把它定位为群众性的自治组织，但是由于它过多地承担了政府下达的任务，而辖区自治所必需的基本权力政府又没有给予，这就使它只能围绕政府下达的任务运行，难以实现群众自我管理、自我教育、自我服务等自治功能。其中一个突出的问题是，长期以来，居委会没有法人资格，没有自己的银行账户和独立财务，因此它在筹集辖区资源、接受单位捐款、举办辖区服务产业等事项上深受牵制。可见，一个群众性自治组织没有"财务自治权"，它要在自治方向上自如运行、为辖区群众办些实事是很难的。而这种权力是政府掌握的，因此社区自治运行机制的建立，在客观上要求政府把该放、可放的权放给社区。有些地方的政府正是适应了这种要求，给社区放了权，使社区自治取得了显著的进展。在这方面，南京市鼓楼区人民政府的做法是有说服力的。他们在1999年年底就做了统一部署，宣布南京市鼓楼区各居委会都将拥有自己的银行账号。接着，区政府为每个居委会办理了组织机构代码，使之具有法人资格，在银行单独开设了账户。然后，他们对社区财务收支公开机制和监督机制做出了制度上的规定，以确保社区居委会有责有权，用好财务自治权。南京市鼓楼区当时的这一放权改革在全国引起了强烈反响，不少地方仿效了他们的做法。从鼓楼区自身来说，由于政府的这一放权改革，非常明显地激活了社区自治的运行机制和社区的工作积极性。社区资源得到了更多的开发，社区经费得到了更多的捐赠，社区活动场所得到了更多的改善，社区的环境得到了更多的整治，这是百姓有目共睹的。以上所说的放权仅仅是以放财务自治权为例，但它已可以表明，社区自治要运行得有活力，政府放权给社区是至关重要的一步。

（二）使选举真正成为社区居民当家做主的起点

世界各国居民参与社区民主自治的形式主要有三种：一是参加社区选举，给自己信任的人投一票；二是在讨论社区事务的会议上提出自己的意见；三是成立各种各样的民间社团组织，借以参与社区的决策、管理和监督。这三项中，社区的选举如何操作对期盼民主的广大居民来说是最为重要的，因为自己应当享有的当家做主的权利是否得到尊重就是首先从选举的操作上体验到的。所以，名实相符的民主选举是引导社区居民参与社区自治的契机，是构建社区自治运行机制的一个极其重要的环节，丝毫忽视不得。

无论是选举区人民代表，还是选举社区成员代表大会代表、社区居委会正副主任及委员，都要认真考虑如何最好地体现公正、公开、公平。如何使社区群众了解候选人、向他们介绍候选人的哪些信息，这是事关透明度、知情权和投票权的大问题。一个明白不过的道理是：你要我投你的票，你必须让我了解你，了解你的能力，了解你将为社区做些什么以及你将怎样做，然后我才能决定投不投你的票，这样做了，我才有一点儿当家做主的感觉。道理并不复杂，但要做到却不那么容易，因为我们比较习惯的是"任命"和"为民做主"。现代民主在许多情况下是用"票决"来显示的。要使每个社区人感到他的这一票有分量、很神圣，就应把选举的操作做得深得人心。

社区的选举不光是要让社区群众了解候选人，它还包括社区群众参与讨论和决定选举方式、亲历选举过程与结果等。但不可否认，候选人如何产生和谁当选，无疑是大家最为关切的。所以，一个社区的"小巷总理"若是通过海选、竞选或直选的方式产生，一般都会在社区引起积极的反响。我们应该把这种反响理解为社区群众为社区选举的民主操作投了赞成票。但是，由于各地情况不同，竞选、直选、海选等形式在社区的使用也就不能操之过急，而应有个试行的渐进过程。

（三）社区自治要有完善的组织体系保障

在我国，自治比较成功的社区都有比较健全的社区自治组织体系。这个组织体系内的决策层是社区成员代表大会，议事层是社区议事协商委员会，领导层是社区的党组织，执行层是社区居民委员会。它们各有自己的职能、权限。其中，作为议事层的议事协商委员会很值得注意，因为它是个新事物，颇能体现社区自治的特色。

原先，从理论上说，社区自治的组织体系中，社区成员代表大会是最高决策机构，社区居委会是社区成员代表大会决策的执行机构，社区党组织是社区的领导核心，这是很明确的，看上去也很完善。但是近年来在我国社区自治的实践中，发展出了议事协商这一机构。议事协商机构由区人大代表、政协委员、知名人士、居民代表和驻区单位代表等有关方面的人员组成。尽管从属性上说，它是社区成员代表大会下设的一个议事机构，但在社区成员代表大会闭会期间，它有权对社区事务、对社区居委会和物业管理公司以及其他服务机构的工作提出建议，进行评议和监督。社区的工作进行得如何，主要不是靠政府组织评估，而要靠社区的力量自己收集和分析信息，进行评定和监督。这是社区自治上的一种自我成长，意义非同小可。

与议事协商机构脱颖而出的同时，议事箱、议事栏、议事会、议事厅也纷纷出现在社区中，成为社区群众自治的新载体和加速民主自治进程的新亮点。南京市鼓楼区的居民把这议事的四招合称为议事园。人们通过议事园了解和参与了社区自治，得到了教育和帮助，加强了与政府的联系，使社区民主自治的质量得到了提升。

（四）自治运行机制的活力既源于自动也源于推动

社区自治归根到底是社区群众自己的事，别人是替代不了的。政府给社区自治放权虽然至关重要，但它的作用毕竟只是为社区的自治创造必要条件，社区自治的主体依然是社区的自治组织。因此，在政府已经放权的情况下，社区自治运行机制是否有生机，决定因素是社区自身的主动性、积极性和创造性。等待上级布置任务，不布置就不会工作，不检查考核就紧张不起来，工作围绕应对上级检查而展开，这是过去的居委会工作模式形成的积习。在现今强调社区自治的情况下，社区自治组织的成员应该做的一件事就是自我松绑，卸掉"等、靠、要"的心理包袱。这样才能轻装前进、发挥创造力。能这样做的社区，自治运行机制就会显得生机勃勃。

例如，有的社区在获得财务自治权后，在社区财政方面走上了自我"造血"之路，使社区经费不仅来自区政府、街道办事处的财政拨付，还来自社区产业有偿服务的收入，也来自驻区国家机关、企事业单位、中介组织以及民间社团和个人的捐赠。社区用这些钱尤其是自筹的钱，办起了老年人活动中心、修起了安全车棚、设置了贫困户救助基金，同时也改善了社区办公条件，有的社区则借助于单位和个人的图书捐赠办起了社区图书馆。所有这一切都体现了一种取之于社区、用之于社区、自我运行、自我发展的新景象。

再例如，社区成员代表大会是每个社区都依法设置的，但有的社区为了更有力地发挥社区最高权力机构在社区自治和管理中的作用，自觉地在代表大会的框架之内设置了常务工作机构常务理事会，让其在社区成员代表大会休会期间负责及时处理社区居民各种意见、建议，协调社区各专业委员会或小组的工作，监督社区居委会的日常工作。这就使社区群众实实在在地感受到了社区成员代表大会的存在和作用，避免了有的社区成员代表大会开会时显得重要、闭会时难以作为的尴尬。

又例如，社区里的人大代表原本是最有权威的民意代表，但是他们苦于本职工作繁忙而难以充分履行人民代表的职责，缺乏深入社区倾听选民诉求的时间。在这种情况下，便有热心的社区成员（业主委员会负责人、退休的干部、教师、企业家等）主动提出，愿意当人民代表的义务联络员，帮助他们收集社区群众的意见、建议，以便通过人民代表同政府沟通，更有效更快捷地解决问题。这一愿望与人民代表的愿望一拍即合，于是人民代表联络员与人民代表工作室经人民代表授权应运而生。在这方面，深圳的有些社区在全国开风气之先，并取得了很好的效果。应该说，这是社区群众自治的一个创举。

以上这些例子表明，社区自治机制的形成和高效运行必须依靠来自社区内部的动力和创造力。但这绝不等于说政府的推动对这种机制的形成无足轻重。事实上，政府通过对社区自治工作提出要求和进行指导，能有力地促进社区自治机制的建立和有效运行，使社区自治不走弯路或少走弯路。有一个区政府曾明确要求社区居委会工作必须避免行政化、唯上化、形式化。这一要求对社区居委会如何发挥自治主体的作用就有很强的针对性。比如说，避免行政化就意味着要"进百家门，知百家情，解百家忧"，为此要实行家访责任制，居委会对每个家庭一年之内得有一次走访，这就是通过提要求把居委会主任等负责人"逼"出办公室，工作到居民家中去。又如避免形式化，就意味着社区工作要求真务实，避免制度与工作两张皮。过去，制度钉在墙上，工作落在空处，这种现象确实是存在的。实施政府"三避免"的要求后，这个区的社区自治工作很有起色，成了社区建设的示范区。可见，社区自治机制的建立和良好运行，少不了社区之外的政府力量的推动和促进。在社区自治方面，政府放权和政府推动促进并不矛盾。

四、结合自治实践提升社区人自治心理素质

现行的心理学教科书尚未对如何提升社区人的自治心理素质给出现成的答案。但在社区自治的实践中，我们能够感受到，社区人的自治心理素质如何，对社区能否顺利实现自治有相当重要的影响。因此研究社区人的自治心理素质是有实践价值的。就我们现在的认识而言，社区人的公共利益意识、民主参与态度、邻里守望需求、志愿服务性质、求同存异氛围、矛盾处理方式、群体决策倾向和居务管理模式等八个问题是需要重点探讨的。下面讨论其中的四个问题。

（一）公共利益意识

按理说，人们的家都安在社区里，在社区里生活的每个人的生活方式都是很个人化、很私人化的，你吃什么、用什么、有什么爱好，是你自己的事，别人管不着，你是自由的。但每个社区人又不是绝对自由的，因为你是社区的一员，而社区是人们的生活共同体。共同在一个社区生活的人，有着公共利益，你维护了公共利益，也就维护了大家的利益，包括自己的利益。所以，每个社区人都必须有强烈的公共利益意识，自觉接受确保公共利益完好无损的法律与行为规范的约束。实际上，社区自治最重要的心理凝合剂就是这种公共利益意识。社区人若没有公共利益意识，任凭垃圾乱扔、违章建筑到处乱搭、汽车到处乱停、草坪到处乱踩、烈犬到处乱叫，那么这个社区的自治就瓦解了。所以社区自治最主要的心理基础是生活在社区的人们必须有公共利益意识。而公共利益意识的养成既要靠舆论导向，也要靠个人实践。其中尤为重要的是个人以社区公共利益为重，对有损公共利益的行为进行自律，若这种行为发生在他人身上则进行干预，干预有效就会激励更多的人关心公共利益、维护公共利益。如果说我们在社区群众的自治心理上与做得比较好的国家有什么差距的话，那么公共利益意识上的差距是比较明显的一条。总之，提升社区人自治心理素质的首要工作是养成和增强社区人的公共利益意识；我们的社区自治需要更多的热心维护公共利益的人。

（二）民主参与态度

社区实行民主自治应该是人人都热情投入的。但是，社区工作实践表明，并不是所有的社区群众都热心参与社区自治活动、珍惜自己的民主权利的。怎样转变这种看似冷漠的态度呢？根据社会心理学对态度的研究，个人态度的形成同其所属的群体直接相关，个人对所属群体的认同感越高，就越倾向于保持自己与群体相一致的态度；个人在群体中的地位越高，保持与群体相一致的责任意识也越强。这就提示我们，要使社区群众以积极的态度参与社区的民主自治，必须先使社区群众对自己的社区有认同感，能体验到自己受到社区的尊重。如果我们的社区居委会主任和委员能拜访社区内每一个家庭，拿出服务者的态度征询工作意见、建立感情联系，再淡漠的群众也会感受到尊重，产生对社区的认同感，

激起民主参与的热情。

不可否认，民主参与是需要学习的，包括态度的学习、方法的学习。但这种学习与要求社区干部以亲民、信民、谦恭的态度引导群众民主参与并不是互不关联的两件事。群众是在民主参与中学会民主参与的。社区干部对群众民主参与持真心诚意的欢迎态度，创造条件让群众有机会参与和知道如何进行民主参与，就能改善群众对民主参与的态度，使他们在民主参与中学会民主参与。

（三）邻里守望心理

邻里守望，顾名思义说的是邻居之间可以相互望得到，不仅关心自家的事，而且为邻居的安全和需要多操一份心，守住安宁，守住幸福，而不是"鸡犬之声相闻，老死不相往来"。社区既然是人们的生活共同体，那么邻里之间相互守望才是正常的，这符合群众自己的事群众自己管理的自治精神。邻里守望在中国本来是有传统的。但是现在住公寓楼的人越来越多，邻居之间互不认识，还特别爱讲"保护隐私""别跟陌生人说话"，故而互不来往、互不信任，邻里守望变成了过去的美丽传说。现在这种情形不仅是一种空间上的隔绝，而且是一种心理上的隔绝。实际上，这种隔绝是不符合人们期盼交往和亲和的本性的。而越是不交往，相互之间的疑虑与误解就越多。因此，社区自治面临的一项重要任务就是帮助社区居民构建邻里守望的友爱关系。有些社区举办邻里节就是试图解决这个问题。通过邻里节上的聊天、交流、特长展示等活动，邻里彼此之间多了一份了解、一份赞赏、一份信任和一份关照，很多人产生了相见恨晚的感觉。正是由于邻里守望传统的回归，一些有急病的空巢老人得到了及时的救治，一些遭窃的家庭避免了损失。可惜的是，现在真正做到邻里守望的社区还不够多。邻里守望是一种人际关系状态，良好人际关系的建立需要通过交往来实现，并且这种交往必须达到一定的量（频次），不能过于稀少，而更为重要的是要热情待人、友善待人。交往要有动因，为交往而交往未免使人感到突兀，所以在社区组织的共同活动中交往是最自然的。但社区活动毕竟有限，个人主动更为重要。必要的时候，例如在某些特定时刻，主动上门拜访邻居对于邻里守望关系的建立特别有效。所以，我们要对社区人说："该出门时就出门，固守在自己家里等待别人主动上门并非上策。"在这方面，我们中国人比较内敛，而美国人比较放得开，值得参照学习。

（四）志愿服务性质

志愿服务是志愿者为求助者排忧解难、送温暖、送方便、不带功利目的的服务行动。当今，志愿者队伍遍布全国，许多人以当志愿者为荣，热心地开展着从环境保护到心理宽慰、从照顾老人到提供信息等各项服务，社会影响良好，志愿者本身也在志愿服务的过程中学习了助人的技能，体验了助人的快乐。但是，志愿服务在我国的发展历史毕竟很短，社区志愿服务相对更薄弱一些，因此，还有不少问题值得研究，尤其是对志愿者的心理研究。

什么是志愿服务？根据杨叙的《北欧社区》的介绍，在有150多年志愿服务光荣传统、二分之一人口从事过志愿服务工作的丹麦，对志愿服务是这样界定的：志愿服务是志愿者从事的活动，其基本特征是：（1）自愿性。即志愿服务是在不受任何外界迫使、法律强制和经济压力的条件下进行的。（2）无偿性。但不排除对志愿服务过程的花销（如交通费和电话费等）给予补偿。（3）服务对象必须是志愿者家人和亲属之外的人。（4）服务目的必须是实现他人而非志愿者本人及其家庭的利益。他们特别注意把志愿服务做到孤立无助的人中去，做到社会的最底层去，让受助者感受到来自社会的关爱。

第七章　社区心理健康服务的评估

为有效推进社区心理健康服务，构建良好的心理健康服务体系，需对服务社区的整体情况进行评估，以充分了解社区的心理健康服务现状，掌握社区居民的心理健康状况和服务需求。对社区心理健康服务进行系统和科学的评估是国家、地区心理健康服务良性发展的重要基础。

第一节　社区心理健康服务需求评估

一、社区心理健康服务需求评估介绍

研究发现，心理健康服务几乎涉及所有的领域。心理健康服务的需求极其广泛。进行社区心理健康服务需求评估的目的是了解社区居民心理疾患的情况，满足居民的需求和期望。一般评估社区心理健康服务需求的办法是：进入社区论坛，了解接受治疗的人数比率、社会指标，通过问卷调查小区生活质量和满意度等。社区心理健康服务需求的评估对象有两部分：一是心理健康服务提供者，二是心理健康服务对象。

二、评估内容

社区心理健康服务需求的评估将主要从心理健康服务提供者的需求和心理健康服务对象的需求分别着手进行评估。其中对于心理健康服务提供者的评估包括以下内容。

（一）对心理健康服务提供者的评估内容

1. 社区可以利用的心理健康服务资源状况

心理健康服务提供者对社区心理健康服务工作的认识、态度、知识水平、服务能力和培训需求；各机构之间的转介机制及运作现状等；社区中既往开展过的心理健康教育工作或者活动，活动的具体形式、效果、内容、次数、对社区的影响等；社区对开展心理健康服务活动的特殊需要；相关机构领导对社区心理健康工作的认识与态度；在社区层面建立心理健康志愿者队伍及康复者自助互助小组的可接受性、需求和可行性评估。

2. 开展社区心理健康服务面临的问题或障碍

开展社区心理健康服务面临的问题或障碍有：①社区心理健康服务现有政策、管理与体系方面存在的问题或障碍。②社区心理健康服务在人力资源方面存在的问题：如是否有相应的相关人员及人员的资质情况；服务人员的知识与服务能力、培训需求等。③社区心理健康服务场地方面存在的问题：如是否具备开展社区心理健康服务的地点与相应设施。④社区心理健康服务经费方面存在问题等。

（二）对心理健康服务对象的评估内容

（1）社区居民对心理健康、心理疾患问题的认识。

（2）社区居民对心理健康服务的主观需求情况：是否需要心理健康服务，需求动机是什么。

（3）社区居民对现有社区心理健康服务资源的利用情况、可及程度、可接受性、可行性建议。

（4）社区居民对社区心理健康服务方式的需求，获取心理健康知识的渠道，社区居民接受的社区心理健康服务方式，对社区心理卫生工作者首要工作任务的期望等。

（5）社区居民对现有社区心理健康服务内容的需求及其排序。

二、评估方法

社区心理健康服务需求的评估和心理健康服务对象的评估主要采用小组访谈、个人深度访谈、问卷调查三种评估方法。

（一）小组访谈

小组访谈又称小组座谈法，就是采用小型座谈会的形式，由一个经过训练的主持人以一种无结构、自然的形式与一个小组的具有代表性的人物交谈，从而获得对有关问题的深入了解的方法。

小组访谈是对定量研究的一个补充，有助于深入了解一些"怎么样"和"为什么"的信息，也是开展后续干预、进行风险评估和获得可行性建议的有效方法。

调查小组由1名访谈者、1名记录员和1名协助员组成。被访谈者根据需要搜集的信息，进行相应的分组，要注意访谈对象的同质性，每个小组以8—12人为宜。

1. 小组访谈需要遵循的规则

（1）由主持者提出每个问题。

（2）互相尊重对方的回答和观点，保持谦虚有礼。

（3）要求发言形式以提出建议、评论或者讨论为主。

（4）化名或者用代号表明自己的身份，请注意保护隐私。

2. 小组访谈时应注意的要点

（1）做好座谈会前的准备工作：①确定会议主题；②确定会议主持人；③选择参加人员；④选好座谈会的场所和时间；⑤确定座谈会的次数；⑥准备好座谈会所需要的演示和记录用具，如录音、录像设备等；⑦在需要同声翻译的情况下，应该让翻译了解所要讨论的大概内容。

（2）组织和控制好座谈会的全过程：①要善于把握座谈会的主题；②要做好与会者之间的协调工作；③要做好座谈会记录。座谈会一般由专人负责记录，同时还常常通过录音、录像等方式记录。

（3）做好座谈会后的各项工作：①及时整理、分析座谈会记录；②回顾和研究座谈会情况；③做必要的补充调查。

（二）个人深度访谈

个人深度访谈可以更深入地收集有关信息，尤其对个案研究尤为重要。调查小组由1名访谈者和1名记录员组成。

（三）问卷调查

问卷调查是以书面提出问题的方式收集资料的一种研究方法。调查者将所要调查的问题编制成问题表格，以邮寄、当面作答或者追踪访问的方式填答，从而了解调查对象对某一现象或问题的看法和意见。问卷调查法的运用关键在于编制问卷、选择调查对象和结果分析。

问卷调查的要点包括：①选择合适的提问形式；②问题要清楚；③避免双重问题；④调查对象必须能够回答；⑤调查对象必须愿意回答；⑥问题应该中肯；⑦问题尽量简洁；⑧避免否定性问题；⑨避免带有倾向性的问题和词语。

第二节　服务对象心理健康状况调查

一、服务对象心理健康状况调查介绍

心理健康服务需依据社区居民的具体心理健康状况和存在的心理问题采用不同的服务策略和服务方式。心理健康状况调查主要针对社区中的普通人群。有效的心理健康服务除了需依据当地的各种服务资源、照顾社区服务者和居民的服务需求外，还需对社区居民的心理健康状况进行调查，全面掌握社区居民总体的心理健康状况，了解其具体的心理问题和社区常见的心理疾患，并以此作为衡量心理健康服务有效性的重要依据。

二、调查内容

社区服务对象（普通人群）心理健康状况调查内容主要包括社区居民的社会人口学特征、一般心理和躯体健康状况、心理健康的保护因素、情绪和行为问题筛查、心理健康卫生的知识和态度，以及自杀筛查六个方面，具体内容如下：

（一）社区居民的社会人口学特征

姓名、性别、出生日期、民族、婚姻状况、文化程度、工作状况、职业、家庭人口、人均收入、宗教信仰等。

（二）一般心理和躯体健康状况

视力、听力、食欲、胃肠状况、疲惫状况、睡眠状况、生活自理能力、心理状况等。

（三）心理健康的保护因素

自尊、自信、应激策略、感受到的压力等。

（四）情绪和行为问题筛查

（五）心理健康卫生的知识和态度

精神卫生与心理保健知识、精神疾病有关态度、精神卫生服务需求和利用等。

（六）自杀筛查

自杀意念与自杀行为相关情况。

三、心理健康状况调查方法

社区普通居民心理健康状况调查主要采用问卷调查的方式，均是自评问卷。自评问卷可采取一对一的方式，由被调查者自己完成问卷，也可以采取多人同时进行的方式，然后由调查员逐一检查量表填答情况，进行质控。但要注意，对文化程度偏低、不能理解量表文字内容的被调查者需要采取一对一的方式进行。调查员应保持良好的职业形象，在短时间内与被调查者迅速建立良好的信任关系，保持开放、坦诚、谦虚、非评判的态度，在征得被调查者同意后发放问卷。被调查者每完成一份问卷，调查员应立即检查问卷，如有遗漏或错误填答，现场弥补，确认无误后再离开被调查者，并随即将问卷交督导员现场再一次审核，进行全程质控。调查结束时对被调查者表示感谢。

第三节　社区心理健康服务过程评估内容及方法

一、社区心理健康服务过程评估介绍

社区心理健康服务过程评估起始于社区心理健康服务实施之时，贯穿于服务执行的全过程，反映心理健康服务在实际执行中的情况及效率，可及时发现问题、改善服务方案或策略，有效监督和保障服务的顺利实施，保证服务目标的实现。

社区心理健康服务过程评估关注社区心理健康服务的进行状况，可以展示通过怎样的程序或努力达到了预期的目标。在长期的项目执行过程中，更加容易出现外界环境变化、不可预期的阻碍或帮助、项目执行人员态度与主动性的变化、可能降低的工作效率等。社区心理健康服务过程评估将对服务结果产生重要影响。

二、心理健康服务过程评估内容

社区心理健康服务过程评估主要包括社区心理健康服务的组织管理评估、社区心理健康服务的执行情况评估以及社区心理健康服务工作者能力评估三个方面。

（一）社区心理健康服务的组织管理评估

社区心理健康服务的组织管理包括计划书、实施细则、执行单位及执行人、分工明细表、经费使用管理情况、人员相应知识和执行技能等情况。经费使用管理情况包括经费的筹集是否到位、预定经费分配比例与实际使用是否相符、服务的进展和经费的使用是否匹配等。通过内部审计，检查实际支出，对照计划中安排的费用，判断花费是否与实施的服务匹配。具体评估内容包括：

（1）是否有健全的领导小组，领导小组是否定期召开协调会；

（2）是否成立工作小组，人员分工是否明确，工作人员是否定期召开工作例会、进行阶段工作小结；

（3）是否有明确的任务目标、详细的工作计划书、工作进度记录、工作总结；

（4）经费来源、使用情况；

（5）专家实施督导活动情况。

（二）社区心理健康服务的执行情况评估

对照社区心理健康服务计划，检查是否已经执行，其进度如何；还要检查目标人群的覆盖情况、参加者满意度、服务的质量等。

心理健康服务与干预活动主要包括活动方案、内容、形式、资料留档、频度、效果评估方案及结果、覆盖率（入户率）、利用情况等。具体评估内容包括：

（1）社区、医院、社区卫生服务中心、企事业单位、学校等设立的心理健康教育专栏的内容、更新情况、覆盖人群情况等。

（2）在社区、企事业单位、学校开展心理健康讲座的内容、更新情况、覆盖人群情况等。

（3）电视、报刊等心理健康专题节目的内容、次数、覆盖人群情况等。

（4）社区、医院心理健康宣传教育资料的内容、覆盖人群情况等。

（5）社区卫生服务中心、学校心理健康指导站咨询人次等。

（三）社区心理健康服务工作者能力评估

社区心理健康服务工作者能力评估包括心理健康服务的相关知识和相应技能两个方面，主要检查心理健康服务工作者的学历、专业培训、工作经验、专业成就和近期工作状况。

人员培训与能力建设情况主要包括培训方案、内容、资料留档、频度、效果评估方案及结果、参加人次数等，具体评估内容包括：

（1）社区所在地综合医院医生、社区卫生服务中心医生、中小学教师、心理咨询师、社会心理咨询机构人员与健康相关社会工作者的定期培训；

（2）社区民政或精神卫生防治干部、民警、志愿者、同伴辅导的定期培训。

三、社区心理健康服务的组织管理的评估方法

社区心理健康服务的组织管理评估可采用文献法、个人访谈、问卷调查等方法进行。

社区心理健康服务的执行情况评估可以用文献法检查记录；用访谈法对执行人员的工作执行情况进行评价；用中心拦截法、访谈等方法对目标人群的覆盖情况、参加者满意度、服务的质量进行评价。

社区心理健康服务工作者能力评估可以采用专家审查法与小组访谈法，还可采用问卷调查法。

第四节　社区心理健康服务效果评估内容及方法

一、社区心理服务效果评估介绍

社区心理健康服务效果评估直接检验社区心理健康服务运作的质量及意义，即衡量在一定的投入下，经过计划的程序之后，得到了怎样的结果。社区心理健康服务效果评估是心理健康服务评估的重要组成部分，主要评估社区居民在接受心理健康服务之后心理健康

状况和行为的变化，包括社区居民对心理健康服务的总体满意度，社区居民的心理健康状况和行为的改变，以及对于心理健康服务需求、服务利用的改变情况，从而评估社区心理健康服务的总体实施效果。此外，心理健康服务效果评估还包括影响居民心理健康因素的变化，主要包括社区心理健康服务的政策环境、组织建设的改变情况、人力资源的改变情况。

二、社区心理健康服务效果评估的内容

对于社区心理健康服务效果的评估，主要围绕社区有关心理健康的政策环境的变化，社区心理健康服务的相关组织建设情况，相关人力资源的改善，社区居民对于心理健康的观念、状况、行为的改变以及对于心理健康的服务需求和服务利用等方面进行。

（一）政策环境

政策环境主要是评估社区在开展心理健康服务工作之后，政策改革方面的进展情况和改革成果，以及项目区域促进社区人群心理健康工作中的政策改革方面的成果。

（二）组织建设

组织建设主要是评估在社区心理健康服务工作实施后，领导、专家等组织机构的建设，防治网络建立情况，以及相关健康促进机构的建设情况等。

（三）人力资源

人力资源主要是评估在社区心理健康服务工作实施后，相关人员的数量、结构、能力等方面的改善。

（四）社区居民心理健康观念、状况、行为的变化以及服务需求、服务利用情况

社区居民心理健康观念、状况、行为的变化以及服务需求、服务利用主要是对社区心理健康服务模式效果的评估。主要评估社区心理健康服务模式对社区居民心理健康观念和水平以及服务需求、服务利用的改变情况，以及社区居民对心理健康服务的总体满意度。

三、社区心理健康服务效果评估的方法

政策环境评估可以采用访谈法了解心理健康指导项目区域在开展社区人群心理健康促进工作中政策改革方面的进展；采用文献法收集项目区域在促进社区人群心理健康方面所形成的相关制度、规范、政策、政府承诺等文件材料，评估项目区域促进社区人群心理健康工作中的政策改革方面的成果。社区居民心理健康观念、状况、行为的变化以及服务需求、服务利用可以通过定量和定性的前后对比方法来进行评估。

社区心理健康服务评估能够分析社区居民心理健康服务需要量和满足度；能够反映心

理健康服务的质量和效用；能够对社区心理健康服务产生的社会效益和经济效益做出客观评价；通过评估数据的及时反馈，能够使管理者及时做出调整，不断提高社区心理健康服务质量，为社区心理健康服务计划提供科学的依据。

第八章　社区常见心理问题干预技术

近年来，我国心理疾病的发生率不断攀升，可能你身边的某个亲戚、朋友就正在受到心理问题的困扰，开展社区心理健康服务对常见的社区心理问题的预防和干预有重要意义。其中，社区心理咨询是心理健康服务的重要内容，而咨询技术在心理咨询过程中又扮演着重要的"角色"。在我们常见的个体咨询、家庭咨询或团体咨询中都会运用到一些基本的咨询技术，这些技术也同样被运用在社区常见心理问题的咨询过程中。本章我们将从咨询的初期阶段、中期阶段及结束阶段对常用的心理咨询技术进行介绍，并将配上一些真实的咨访对话来具体、形象地诠释。希望能帮助社区心理健康服务人员更好地理解咨询中的基本技术，同时为社区的工作实践提供参考。

第一节　心理咨询初期阶段的技术

在心理咨询的初期阶段，来访者带着怀疑、忐忑以及受伤的心来到咨询室，倾诉内心的痛苦，小心翼翼地与咨询师接触。在初期，咨询师的主要任务就是与来访者建立良好的咨访关系，为来访者提供一个温暖、自由的环境；同时收集与咨询相关的资料，对问题形成初步概念。咨询师以尊重、理解、包容的态度示人，可以帮助来访者释放压抑、紧张、愤怒等负性情绪，同时，使来访者愿意主动卸下防备，参与到对问题的自我探索中，为将来问题的解决奠定基础。

一、良好咨访关系的建立

在任何心理咨询中，咨询师与来访者建立尊重与真诚的咨访关系都是咨询发挥作用的基础和前提。没有关系，就没有治疗，良好的咨访关系就能起到一定的治疗作用。而咨询技术的恰当应用与良好咨访关系的建立缺一不可。咨访关系的好坏可以决定咨询技术的运用是否起效，同时娴熟运用咨询技术也能促进咨访关系的建立。咨访关系的建立在心理咨询中是最重要、最基本的，它贯穿于每一次会面以及治疗的整个过程。从第一次电话预约或首次会面开始，咨访关系的建立就开始了。

（一）预约

对于经验较少的咨询师，在应答来访者的来电时可能会产生不同程度的焦虑和紧张。咨询师既要重视来者的需要，又必须遵守明确的咨询设置和严格的职业界限。因为与来访者最初的互动将会为咨访关系和以后的咨询定下基调。为减少这种焦虑，咨询师可以先承认焦虑存在是正常的，并和周围有类似体验的同行相互交流、倾诉，获得支持。随着平时咨询经验的积累和咨询技术的日趋娴熟，这种焦虑会逐渐减少。预约不仅是一种咨询设置，还有其心理学意义。心理问题能造成来访者求治心切的状态就说明还不至于危及生命，当外部事件过去或在预约的时间内问题自然解决了，预约就教会了来访者等待、忍耐和顺其自然。

（二）首次会面

首次会面时，搜集来访者言语与非言语的信息非常重要。咨询师可以凭借这些判断来访者的求助动机如何、求助目的是什么、来访者可能存在什么心理问题等，并通过初始的会谈形成自己对来访者问题的假设，随着咨询的发展进行验证。此外，首次会面中要交代时间、地点等咨询设置的问题，向来访者传达出咨询是严肃的以及双方协作、助人自助的契约关系的信息。但是，来访者也难免会尝试突破咨询设置。例如，来访者希望延长咨询时间，并说明可以增加付费。咨询师应警觉这是来访者试图突破设置发展双重关系的意图。咨询师可以询问："为什么在咨询结束时提这个问题？你能否回去想想？我也想想，在下次的咨询中讨论。"

二、和谐咨访关系的促进

在咨询早期，来访者对咨询师持有一定的怀疑和防备。因此，为了促使来访者开放自己，信任咨询师，更加主动地参与到咨询中来，可以通过以下一些技术来促进和谐咨访关系的建立。

（一）共情

共情是咨访关系建立和促进的第一步。共情又称为同理心，是指咨询师从来访者的角度，而不是从咨询师自己的角度去理解来访者的一种能力。咨询师将自己放到来访者的位置，设身处地去体验他的经历、体会他的感受，并通过言语、非言语的方式表达出来，让来访者感觉到自己被理解和接受。咨询师对来访者接纳和包容，也帮助来访者减轻对自己非理性情绪反应的排斥，松动对原来情绪的扭曲认知，渴望获得合理的情绪表达，学习管理情绪的方法。但是，有时候咨询师表达的方式不恰当，就可能把共情变同情，这样可能会让来访者感觉咨询师"站着说话不腰疼"。有一个比喻形象地解释了同情和共情的区别：来访者像是一个落入水中的求救者，如果咨询师表达的是同情，就好像是咨询师站在岸边抛给来访者救生圈；如果咨询师表达的是共情，则像是咨询师跳入水中与来访者一起体验他的困境，同时保持咨询师客观的观察和思考。

来访者：是啊。如果是一般的关系，可能早就冲上去跟她说了。

咨询师：冲上去一说也可能就解释清楚了。因为我们之间曾经有过很深厚的感情交流，相互之间很知心，我的怨恨也就更大。为什么？因为你了解我是一个什么样的人，你怎么能这样说我？你是不是有这样的感觉？（表达共情，对来访者的顾虑表示理解）

（二）真诚

真诚就是在与他人的关系中做真实的自己，表里如一。在来访者面前，咨询师不是扮演咨询者的角色或试图隐藏在职业面具后面，而是在咨询中说出自己真实的感受和想法。罗杰斯曾说："当我能接纳性地倾听自我，能作为自我的时候，我就更有力。"当咨询师因害怕来访者发现"咨询师其实不理解我的话"或"咨询师是缺乏经验的"而不懂装懂时，来访者就会对咨询师产生不信任感。反之，咨询师承认自己的糊涂或吐露内心的感受，并进行澄清，则有助于双方都减少伪装，增加开诚布公的交流，来访者也愿意主动配合治疗。

真诚包含了平等与尊重、言行一致，以及恰当的自我暴露。咨询师接纳来访者，对来访者既不表现出高人一等的权威，也不表现出讨好求全的姿态，而是从内心里尊重来访者和自己。当倾听了来访者烦恼、困惑的事件后，咨询师可以表达、说明自己遇到这样的经历可能也会变成来访者目前的样子，有可能还不能达到来访者现在的精神状态，这样就会给来访者带来一股支持的力量。咨询师的真诚坦白使得来访者在咨询师面前没有压力，不用假扮强大以掩饰自己内心的脆弱。当然，真诚并不意味着咨询师要把自己的情感和思想一览无余地呈现给来访者，而是咨询师在觉察到自己的情感后，适时地利用它推进治疗关系。比如来访者提出了一个问题，而咨询师心里也不知道答案时，缺乏经验的咨询师可能想到要真诚坦白，情急之下就脱口而出"我也不知道是什么"，或者有的就心里慌乱，岔开话题敷衍了事。这两种做法都不可取，前一种会让来访者对自己的问题更加无力和迷惑，后一种则会让来访者感到被忽略，心里感到受挫和愤怒。面对上述情形，我们可以试着这样说："嗯！你提出了一个很好的问题，值得我们接下来一起来探讨探讨。"这样的回答肯定和支持了来访者，同时，也暗示和来访者共同努力去寻找问题的答案，而不是咨询师一个人承担责任，促使来访者对问题进行更多的思考。

（三）无条件积极关注

所谓无条件积极关注，是指咨询师以积极的、不附加条件的态度看待来访者，对来访者的积极面或消极面都给予关注，接受来访者作为一个独特个体的存在，不对来访者的积极或消极的特质做判断和评价。来访者常常认为自己无价值，不起眼，不被人接纳，特别是亲人的拒绝和伤害更加让他们伤心。来访者可能罗列一系列工作的失利、学业的失败、情感的失意等，以这些求得他人同情的方式，与他人建立关系，证实自己的无价值感。等到某天，他人不给予同情或理解时，来访者就又一次"强迫性重复"地证实了当初的假设：自己是不被接纳的，等等。通常，咨询师可以通过前倾的身体、目光接触、重复来访者的话等来表达对来访者的接纳和积极关注。另外，咨询师在倾听来访者"哀叹式"的叙述过程中，注意及时指出、提醒被来访者忽略的例外事件或正面内容，例如，"此时此地"在咨询室内出现的闪光点。咨询师可以就这些被来访者遗忘的闪亮部分，要求来访者具体描述，以扩大闪光点对来访者的影响。咨询师可能会说："你说得有理，我曾经也是这么认为的，同时，我们一起来看看这个方面……"上面那句话中用"同时"这个词表示了对来访者真诚的肯定，体现了一种由好变得更好的递进状态。如果用"但是"，效果可能较差，因为它表现了一种转折，包含了否定的意味。

※【对话2】

咨询师：请你回忆一下，在你以前情感失意或者事业受挫的时候，有没有一次是没有采取疯狂购物的方法也把这个烦恼化解掉了？（运用例外事件的技巧帮助来访者从自身寻找解决问题的成功经验）

来访者：基本上没有。因为以前把问题的关键放在假想上了，并没有真正挖掘自己本身为什么郁闷。

咨询师：你别着急，慢慢想想，我想可能会有的。因为这么多年来，你不可能在遇到困境后都去买东西。

三、资料的收集与评估技术

从第一次会面到咨询初期的整个阶段，来访者可能会天马行空地向咨询师倾诉自己遇到的各种现实问题、情感困惑……有意无意间对自己做出一些评价，对问题有一番自己的认识和解释。咨询师需要理解和接纳来访者及其存在的问题，同时为了更好地帮助来访者，咨询师又需要从繁多的信息中，利用具体化、澄清、提问等技术，总结出来访者叙述的主题。这样，一方面帮助咨询师形成对来访者问题的初步概念，并对问题进行评估；另一方面使得来访者认识自身存在的心理问题，让来访者有了前进的方向，有利于来访者进行自我探索，增强咨询的动力。

（一）理解性倾听

咨询师在理解性倾听的过程中，通过温和的语气、点头、开放的姿态等言语和非言语信息鼓励来访者"接着说"，并对描述的内容及情绪部分有适当和及时的反应。通过这样的技术或反应，告诉来访者咨询师对来访者的理解，对其人格的尊重，对其问题的关注，对其故事有兴趣，从而使来访者感觉自己受到了接纳和理解，自己不愿接受的部分也都被咨询师包容理解性倾听。还要暂时把社会的标准或咨询师自己的标准放一边。尽管对方所说的可能是不合逻辑的，或者咨询师并不赞同对方的意见与行为，但仍要无条件地接纳他们，尊重他们自己的感觉和看法；要避免太急于反应，去指责、提醒、说教或给来访者贴标签，强迫来访者接受咨询师的建议、规劝等。

1. 内容反应

内容反应也称释义或说明。咨询师以简明的方式反馈来访者的思想，有助于来访者更清晰地做出决定。咨询师对来访者的自我逻辑进行释义，即用更准确和简洁的词语来重述来访者要表达的内容，用以阐释其意义。咨询师可能会说："你是不是想说……"来访者得到咨询师的重新阐释后，感觉自己话中含义得到准确表达，体会到咨询师对自己困惑的了解，从而来访者也会增加对自我信息的关注和对咨询师的信任。咨询师可能会进一步提醒来访者的自我逻辑只是其自己的道理，是其自己创造的合理化的产物，而非大家公认的道理或逻辑。来访者产生矛盾心理，过去心中笃定的真理开始动摇，失去方向感的来访者可能会对照社会公认的标准进一步修正自己的认知及行为。

通过释义，来访者对咨询师也可能产生一种信任甚至依赖，这种依赖在初始访谈阶段是需要的，也是良好咨访关系达成的表现。在后期的咨询过程中，咨询师就需要对这种依赖进行恰当、及时的解释，加以处理。

※ 【对话3】

咨询师：假如你先试试红裙子，再试试黄裙子，试完放回去，最后不采取购买的行动，你感觉怎么样？（假设性提问挖掘问题行为背后的意义）

来访者：不采取购买行动，就感觉这个东西不是自己的。

咨询师：也就是说，只有买下来，才感觉自己拥有了这个东西，就在自己的掌握之中了。（内容反应）

来访者：对！自己能够控制这个东西了，这方面的感觉比较明显些。

（咨询师进行内容反应的同时提出假设：冲动购物已经成为应对困难的一种方式，通过购物获得补偿、控制感来应对遭遇重大事件时的焦虑）

2. 情感反应

情感反应是咨询师捕捉到来访者的情感体验与表达混乱的信息，即时反映出来访者当下的情感，把来访者言语与非言语信息中包含的情感整理后反映给来访者。在来访者描述过往经历时，常常唤起当下对过去事件的最初的情感体验，同时夹杂着对这些情感的认知偏差而产生的继发情绪体验，还有可能有心理防御机制造成的情绪体验。需要注意的是，情感反应不同于情感表达，情感表达是咨询师的自我开放或暴露，表达自己的喜怒哀乐，可以针对来访者，也可以针对自己。情感反应则主要针对来访者的情绪，从咨询师的角度反映他的情感体验。通过咨询师的情感反应，可帮助来访者觉察、接纳自己的感觉，同时有共情的作用，有利于建立良好的咨访关系。

※ 【对话 4】

来访者：赵奶奶让我洗衣服，我说没问题，洗衣机我都会用。可她就是不放心，始终站在我身边唠唠叨叨，一会儿说这些衣服要这么放，一会儿又说那些衣服要分开洗，结果还没开始洗，我们就吵起来了。

咨询师：这件事让你很生气。（情感反应）

在咨询中，来访者往往深陷痛苦和迷惘，叙述时常常想到什么说什么。来访者随意、缺乏逻辑的表达又常常把自己带入另一个困境。总结为帮助来访者进一步分析和讨论自我事件提供了新的可能。来访者会感觉到思维变得清晰、更具条理性，表达也更加逻辑化；对自我事件的面貌有了整体性理解。从而，来访者开始抓住事件主旨进行分析，探索可能影响事件发展的主要因素和主要矛盾。咨询师倾听来访者的表达后，做出反应并总结出来访者叙述的主旨，提纲挈领地得出一个基本的结论传递给来访者，使来访者对自己描述的内容有一个总体的把握，有一个清晰的概念。这样就弱化和规避了负面情绪对来访者的影响，强化了理智对自我事件的掌控。

※ 【对话 5】

来访者：对，有时候妈妈骂我，爸爸会让我忍着。

咨询师：爸爸不认同妈妈骂你的话。母亲支配性、控制欲、攻击性、冲动性和侵犯性很强，当然这一切并不证明母亲是坏母亲，母亲内心里爱着这个家，爱着你，但是她表现的方式是这样，爸爸对妈妈没什么控制力和约束力。所以父亲在某种程度上，跟你的角色差不多，是这感觉吗？

（总结后接着提出带有假设的封闭式问题，进一步了解来访者的家庭关系）

（二）一般化

出于各种原因，来访者很少与他人交流自己的心理问题，认为只有自己有这样的问题，产生过多的幻想和歪曲夸大的解释，于是感到不知所措，过度担心自己身上的问题。而这种焦虑和恐惧更进一步促使来访者不愿与人谈及自身问题，从而形成恶性循环。一般化技术就是咨询师表达出问题行为可能困扰来访者很久了，而这种现象的发生是很普遍的，在很多人身上都发生过、正在发生或将要发生，甚至咨询师也经历过或将会经历。比如对一位女性冲动购物者说："好像我认识的不少女性都会出现这种情况。有的人往往买完衣服，回家一试，感觉没那么好，或者想换，或者放家里不再穿了，似乎这种情况也不是你一个人独有。"

（三）具体化

具体化即咨询师引导来访者对他们的观点、模糊的感觉、矛盾的情感及经历的事件进行清楚准确的表述，以此帮助咨询师更好地把握事件的真实情况，理解来访者的感受，表达更准确的共情；同时也使得来访者在具体事件回忆、细节描述的过程中，弄清自己的想法和感受。一般当来访者的表述很抽象、笼统或过于概括化、内容空泛时，如抱怨道"我感到很无力""我很不开心"，或指责说"他太让我伤心了"等，咨询师可以用开放式的提问促使来访者描述事件的具体经过、发生情境、人物、时间等。类似的表达如"是什么时候或事件会让你感到不开心呢？""你是怎么知道的呢？"

※ 【对话6】

　　来访者：我特别怕自己的噩梦会应验。其实一开始我也不是特别相信梦，但是后来慢慢发现有些梦里的东西变成真实的事情发生了，所以就逐渐开始相信了。

　　咨询师：能不能给我讲一个你以前应验了的梦？（运用具体化技术，探索来访者称之为"应验了的梦"的特点）

　　来访者：记得上大学的时候……

（四）投射的运用

　　咨询师可以运用投射的方式来呈现来访者的自我结构及对自我的觉知。通过对其自我觉知的工作来影响自我结构，能够帮助来访者增强自我力量，有利于来访者挖掘自我潜力，促进自我的成长。来访者在咨询师的引导下通过具体操作实现自我探索，对自己的感受、想法、行为产生新的理解，更加理性和客观地评价自己，对自己的困惑产生不同的认知解读和情感体验。心理咨询中的投射技术虽然多且各有千秋，但只要运用得当，达到的咨询效果是相似的。主要的投射技术有沙盘、绘画、叙事、语句完成测验等，在此仅对前两种做具体介绍。

1. 沙盘

　　在沙盘游戏中，来访者就像儿时玩游戏般通过动手及身体活动参与其中，将无意识的内容通过沙盘的创作来实现转化并呈现。咨询师运用沙盘游戏的方式绕开来访者的防御，让来访者将内心世界投射在沙盘上，把对自己和他人的认知以及与他人的关系反映出来。而让来访者对沙盘及沙盘里的沙具做解释，这本身就有咨询作用。另外，咨询师也可通过引导来访者做沙盘内沙具间的对话，或通过沙具的移动来影响来访者的自我结构和客体关系，产生咨询效果。

※ 【对话7】

　　咨询师：大家离心力越来越大，团队的工作效率就会下降，上级领导可能就对你不满意，就有可能要换你，这正是你担心的东西。所以我想我们现在不妨做一个小的游戏来测试一下。我们用一个小的沙盘模型，用一些小人物来代表你那个集体里的人，我们把这些人之间的关系在这个盘子上排列出来，或许对你有点帮助。

　　来访者：好的。

咨询师：现在这里有一些小的人物模型，你可以按照你的感觉，挑一些，比如说在你的办公室里你觉得很重要的人物，包括你自己、你的领导、你的下属，你觉得他们谁和谁站在一起，你自己站在哪儿，谁和谁的脸对着，还是背着，你就按照你自己的直觉把它摆出来。摆好了以后，给我们解释：谁是谁，哪一个人在哪里。

（利用沙盘模型技术进行外化，让来访者从第三者的角度，客观地、清楚地看到自己的人际关系现状）

2. 绘画

咨询师请来访者画房子、树、人、家庭生活场景或自己的未来，来访者在绘画的好奇和兴趣中，防御减弱，不知不觉将内心世界投在画纸上。来访者对自己的画做解释的过程，也能帮助来访者更多地认识自己，理解自己的问题。同时，咨询师对来访者的画做相应的解读、提供一些信息，也可帮助来访者思考是否能做一些调整和改变，实现自我的探索；思考怎样做出努力和尝试会更加适应社会，实现自我的成长。

※【对话8】

咨询师：我有一个疑问，你画自己的时候是整张脸，但是画你表妹的时候只有半张脸，一半被头发遮住了，你表妹平时就是这样吗？还是你想象当中的样子？

来访者：我表妹有的时候是这样的，她在我心目中是一个挺漂亮的、有时挺帅气的那么一个女孩。

咨询师：你能不能解释解释，为什么把你们俩分别画成这个样子吗？

来访者：我觉得我整体上看起来就是这样子，感觉自己挺差的，一天到晚挺郁闷的状态，所以嘴画得也不是很开心，因为就算我笑，其实也不是很快乐。但是我画我表妹那样子就觉得她活得很潇洒、很洒脱，而且很漂亮。

咨询师：我看了这两幅画后有一些感觉，这种感觉是由你画的方式产生的。你看你表妹这两只眼睛，眼球靠上边，她的这种眼神让人觉得神秘莫测、难以捉摸，或者说有一种不信任和威胁的感觉。不知道你能不能看出来，可能你画的时候完全没有意识到。

（咨询师阐述这两幅画投射出的、来访者没有意识到的来自表妹的威胁感）

（五）提问技术

1. 开放式提问

开放式提问通常以"能不能讲讲……""怎么样""是什么"等方式提问，来访者根据内心对事件的了解，说出烦恼的原因、事情发生的经过、心里的看法和感受以及自认为合理的解释等。在开始会谈时，我们通常可以用类似"我有什么能帮助你吗"的提问方式，给来访者被关怀、安全、温暖的感觉，促使来访者讲述自己来咨询的原因。有时，缺乏经验的咨询师会迫切想知道来访者"为什么会这么想""为什么要这么做"，因而在提问时，脱口而出就问"为什么……"。但事实是，"为什么"带有较强的质疑或调查的口吻，对于较敏感的问题，这种方式容易引起来访者无意识的防御，打断自然的交流并且将交流引向咨询师的兴趣而非来访者的兴趣，所以，面对敏感问题时，需要注意避免用"为什么"，可以换成其他方式，如"是发生了什么事情……"

※【对话9】

咨询师：你说你现在最害怕的一件事就是上班，害怕见到老板，不知道怎样与老板相处，那么我想请你具体谈谈工作中都发生了什么事情让你感到如此恐慌与紧张？（开放式提问）

2. 封闭式提问

封闭式提问常用到"是否""有没有""会不会""是……还是……"等词。在初期阶段主要用来确定一些特别资料。当来访者的叙述冗长、混乱、没有重点、难以达到正题时，咨询师采用封闭式提问有利于收敛谈话，聚焦重点，不仅能进一步澄清事实、缩小讨论范围，还能集中探讨某些特定问题。在咨询后期阶段制订来访者的行动计划时，则适于询问来访者对其行动的保证。

※【对话10】

咨询师：所以我希望了解，这么好的女儿，为什么她却认为不好。

来访者：我不知道为什么，可能是我学习不好吧。因为小时候我不学习，考试经常不及格，在60分徘徊。

咨询师：是因为你对学习不感兴趣，还是你的一种反抗？（封闭式提问，澄清事实）

（六）解释

解释是当咨询师对来访者的基本情况掌握后，对来访者思想、情感、行为和事件之间的联系或其中的因果关系的阐述。来访者习惯于从自己的经验出发，分析和探究自己问题的原因，他们在自我的逻辑怪圈中循环，自我体验混乱、模糊，缺乏良好的自我觉知。而咨询师则从自己的知识体系出发，在倾听的过程中觉察到来访者叙述中未表达出来的隐含信息。针对来访者自己隐约感觉到的或没有感觉到的东西，咨询师用语言将其表达出来，从而加深来访者对自身的了解，产生领悟，提高认识，促进变化，帮助来访者超越个人已有的认识，以一种新的方式、新的角度重新看待他们自身的问题。

※【对话11】

来访者：我觉得是有变化的。但是，在我们谈话中，我觉得我的语气、语调没有太多的变化，倒是他们回答的语气、对我的称谓、对我说话的一些用词发生了变化。

咨询师：我认为这可以理解，你不做领导时，人们就不会注意你的口气强硬、语速快，他们也不会认为你是故意装出什么架势，因为都是一样的身份。但当你升职以后，人家就用另一种眼光来审视你了。朋友就用一种先入为主的观念说："这小子是不是因为升了官了，所以口气强硬起来了。"有可能你的变化并不大，但是别人就觉得你是在摆经理的架势，所以他们可能先往后退避一步。

（通过解释，来访者意识到角色的转换造成的人际交往关系的变化）

第二节　心理咨询中期阶段的技术

发展到心理咨询的中期，良好的咨访关系已经建立起来。与咨询初期相比，咨询师要面对更频繁的移情、反移情和阻抗的发生。这是咨询过程中的陷阱或危机，同时危机中也蕴藏着推动咨询深入的资源和机会。在中期阶段，来访者要面对过去创伤体验的痛苦与改变带来的冲突，还要面对咨询技术运用后出现的修通时的快乐感与陌生危机感的矛盾。因此，来访者的改变可能时进时退，而咨询师就需要拿出耐心，陪伴和鼓励来访者，与其共进退。同时，咨询师需要对咨询效果进行评估，如评估效果良好，则推进咨询进程逐渐进入结束阶段；如评估效果欠佳，则重新提出临床假设，再次互动循环。另外，中期阶段除了包括初期的所有技术外，咨询师还需要运用更多表达性技术和影响性技术帮助来访者提升改变的动机，领悟自己的问题的实质，使问题得到修通。

一、潜意识对话技术

为了减轻痛苦，来访者往往趋向于把对创伤性事件的负面体验压抑于潜意识中。这些情结就像幽灵一样，无形中控制或影响着来访者的言行。咨询师通过来访者意识层面的粉饰，捕捉到驱动来访者刻板思维与行为背后的无意识冲突，根据自己的分析理解来访者的问题症结，同样运用潜意识语言和行动，与来访者的无意识做沟通。潜意识对话技术使咨访之间的对话貌似平静实则暗流汹涌，咨询师运用形象体验和身体感受与来访者的情结做直接的交流，调动来访者无意识的智慧力量，梳理被压抑的无意识冲突，完善人格结构，实现成长。

※【对话12】

咨询师：对，一开始你会觉得挺好，然后你就慢慢地发现，你看到的这些东西跟你开始想象的不一样，然后就特别接受不了这种现实。这实际上与我刚才分析的情况并不矛盾。因为随着你年龄的增长，你的家人、老师会不断地告诉你应该与别人建立信任关系，现实生活也要求你去信赖别人。如果你与任何人都不能建立良好的人际关系的话，你就无法在社会上生存。所以在你与别人交往的最初阶段里，你的潜意识里会压抑住自己对别人的不信任。用一种非常理智、平静、缺乏情感的心态去跟人交往。但同时，在你内心深处的那个具有强大力量的情结开始不断地驱动你去搜寻人家的缺点，一旦发现一个缺点，就立刻记住一个，发现一个记住一个，到一定的时候这个人就是坏蛋。"砰"的一下，你的情绪就爆发出来了。所以你的反应就是两端，要么我没反应，要反应，啪，就爆炸！

来访者：我觉得可能是这样。

（咨询师用通俗的语言让来访者意识到自己在与别人交往时运用了隔离、压抑以及反向作用的心理防御机制。当潜意识层的情结驱动力量大于防御力量时，就会发生情绪与行为的失常）

二、面质技术

面质也称对质，是指咨询师指出来访者自相矛盾的观点、态度或者言行，让来访者发现自己没有意识到或企图回避的感受、行为、想法及情感模式。来访者内心的矛盾冲突会引发焦虑、痛苦等负面体验，因此有时来访者会有意、无意间回避一些内容，而这些内容可能正是问题的根源。面质并不意味着敌意或攻击，在咨询过程中，咨询师可以用委婉温和的态度指出来访者理想自我与现实自我、内在体验与实际行动、想象世界与现实世界之间的矛盾，使来访者卸下防御的面具，促使其挖掘认识新的自己或采取不同的行动，来实现自我成长。需要注意的是，面质应该建立在良好咨访关系的基础上，同时，咨询师也应该避免将面质变成个人发泄或对来访者表达不满的工具。

※【对话 13】

来访者：我以前觉得和同事的紧张关系主要是他们的问题，现在经你这么分析，发现原来大部分问题是出在我自己身上。但是我真的非常气愤，朋友之间的欺骗，我觉得是让人不能接受的。

咨询师：为什么你就是不能接受欺骗呢？其实有时候我们有意无意地也好，知道不知道也好，都接受了一些谎言。每个人都没有办法只接受句句是真理的话，有的时候明知是谎言，自己还得装着不知道，因为绝对的真诚、绝对的诚实往往会在人际关系中造成很大的困难。（面质、修通）

三、角色扮演技术

角色扮演给来访者提供了从多个视角看问题的机会，在具体可操作的情景中，问题得以在现场清晰地呈现。通过与来访者重演事件经过，来访者可能扮演自己、与来访者互动的他人或观察者，有机会身临其境地体验他人内心的感觉、想法与行为，从而转化对别人的偏见，增进对他人的了解。来访者往往压抑创伤性事件对他们的影响，蓄积了大量的负性情绪无处宣泄。这样不仅消耗来访者的心理能量，而且会阻碍其自我成长。在咨询师的帮助下，来访者体验过去压抑的或未觉察的情感，透过言语表达与身体的表达，把他们内心真实的感受宣泄出来，从而为自我的改变提供心理空间，同时，重演过去发生的事件，常常会带出过去未完成事件的情境。这样，当过去未完成事件与现在的重演场景产生联系时，来访者可以对目前事件的行为、感觉与想法产生新的认知。

※【对话14】

咨询师对妻子说：实际上你是有创伤的。你当时有一个过程没有完成。我让你回忆那个痛苦的情结，主要是想让你把当时压在心里的那种不好的情绪发泄出来。痛苦的情绪一直积压在那儿，没有宣泄出来，你得的病可能与这有关。

咨询师对丈夫说：你看你的妻子得乳腺癌，还有什么？

丈夫：胆结石。

咨询师：其实一个人的身体得病与心理有很大的关系。有事积压在心中，就通过身体表现出来了。妻子的内疚导致自己的身体得了病，丈夫的愤怒全都发泄在了儿子身上。所以我还是希望你们能够在这儿，找一个合适的方式将自己的内疚和愤怒表达出来。我请一个工作人员（A）坐在这儿，扮演骗你们的那个人，你们有多少的不满和愤怒就冲他说。（角色扮演）

咨询师：你们看着对方的眼睛，然后体会身体上那种感觉，不要思考，有什么话想说就可以放开了说（夫妻俩与A对视）。

丈夫：我可抓着你了，你差点毁了我们家。

A：那时候我也不知道怎么就骗了。

丈夫：你差点毁了一个人的一生，知道吗？你的罪恶太大了。

妻子：恨，但我知道他是假的，我说不出来。

咨询师：哪怕他是假的，你释放一下，是不是也比不释放好？比如你骂他两句，或者打他一拳之类的。

妻子：我觉得要是真的的话，我会拽住他的，就这样（做出拽的动作）。我会哭……（妻子哭）。

（运用角色扮演的方式引导来访者打开自己压抑很久的痛苦情结）

四、自我开放技术

自我开放也称自我暴露，是咨询师选择性地把自己的想法、情感、经验与来访者共同分享：来访者大都怀着忐忑不安的心理来到咨询室，内心充满对自身问题的无力感与自卑感。所以，很多来访者把咨询师当作救世主，期望咨询师能拯救自己，希望咨询师替自己做决定。咨询师把自己相关的情感体验与认知暴露给来访者，能使来访者感到有人理解并分担了他们的困扰，并使其意识到咨询师是人，不是神。这样，一方面有利于建立平等互信的咨访关系，另一方面有利于减少来访者对咨询师的理想化，增强自我改变的动机。除此之外，咨询师的榜样作用还可以促使来访者更多地自我开放。

※【对话15】

咨询师：那难免发生口吃的时候，你怎么想？

来访者：无所谓，应该是这么回事。

咨询师：我想我给你举一个小例子，我自己的例子。我现在是近视眼，而如果我始终不能接受我是近视眼，于是奔走各处去治疗我的近视眼，哪儿有一个治近视眼的偏方，哪个地方的中药治近视眼，哪儿有手术治近视眼，我都要去尝试。我到处去找治近视眼的地方，以至于我不能学习，不能工作，不能生活，也就没有今天的我。相反，我有近视眼，我可以配一副眼镜，然后戴着眼镜去学习，去工作，去生活。没有眼镜，我就离近一点凑合着去学习，去工作，去生活，所以就成了今天这个样子。不知道我这番话对你有没有启发？（咨询师通过自我暴露的方法改变来访者的认知）

五、移情与反移情的识别与处理

移情，即来访者把对过去重要人物的情感投注在当前的人身上，是既往关系的一种再现。咨询师或与来访者互动的人可能会被当成曾经带给来访者挫折的人，这个人往往可能是来访者的父亲或母亲。咨询师需要敏锐地意识到移情，并且避免接受来访者的投射而陷入其中。例如，当来访者尝试突破咨询设置时，咨询师应意识到相关的移情反应，并及时引导或通过面质让来访者思考这种行为的内在意义——是否将咨询师当成生活中的什么人了。自我觉察能力较好的来访者可能会因此进行自我观察和探索，询问自己此刻双方各是谁。自我觉察能力较差的来访者则会将咨询师的反问当成攻击，甚至幻想咨询师将会抛弃自己，于是攻击咨询师以保护自己，或转而攻击自己，并因此自责或后悔，转入抑郁状态。咨询师对移情的解释和澄清可以帮助来访者理解移情的真正意义，帮助他们获得对过去和现在经历的领悟，有助于来访者观察和思考自己，并修通潜意识冲突。

说到反移情，咨询师就需要注意觉察和区分：一种是咨询师将自己过去经历中形成的期望投注到来访者身上，对其行为产生的情绪反应（源自咨询师对来访者的移情）；另一种则是来访者对咨询师移情而引起的咨询师的情感反应。如感觉到来访者的攻击是来访者对咨询师的移情反应，咨询师会产生一种无故受攻击而愤怒的内在体验，这种内在体验即咨询师对来访者移情的情感反应。因此，咨询师需要有较强的觉察能力，不仅能敏锐觉察自己对来访者的情感反应，而且由己及人，推测他人对来访者可能存在类似的感受和反应。咨询师利用反移情可以更好地理解来访者，并将感受到的愤怒或当时内心体验到的反移情，通过自我暴露表达出来，尝试说明自己对来访者的言行的感受并进一步询问是什么原因让来访者产生这种表现或情绪。如果咨询师能较好地处理移情和反移情，将帮助双方避免陷入移情关系的泥沼，对咨询的修通有很大促进作用。

※【对话16】

咨询师：打个比方，咱俩刚一见面，你可能一看我就觉得挺喜欢。但是我要问你，你凭什么喜欢我？你会说，我从来没想过喜欢你，但是你内心里，也就是潜意识里觉得我这个人不错。但是不错从哪来的呀？有可能在你早年生活经历中，你看到并且认为不错的某个人，就是像我这样的。所以一看我就觉得我不错。这在心理学中叫作移情反应，就是把一个你小时候认为不错的这样一个长辈的形象，带着一份感情放到我身上来了。我想请你回忆一下老板第一次招聘你的时候，你是什么心情？

来访者：确实是，我去面试的时候，觉得他谈吐很好，很有能力，很能干，让我觉得都挺好的，觉得在这前途真是光明呀！还有在这之前面试的时候，有的老板对没有工作经验的应届毕业生都是三两句话就打发走，很难碰到一个老板能坐下来跟你聊一两个小时。

（针对来访者的困惑，咨询师将晦涩的理论用具体的例子加以解释，使来访者逐渐意识到自己确实对其老板产生了移情反应。让来访者意识到自己产生的较强烈的情绪反应中还有更深层的心理动力学原因在起作用）

※ 【对话17】

咨询师：跟父母在一起气氛没那么好，是吗？你感觉到什么？

来访者：一方面比较孤单，后来可能还会有一点压抑的感觉。

咨询师：我现在产生了一些联想，我觉得你可能不是跟老板距离太近了，我现在同意你认为没有混淆朋友关系和上下级关系。咱们的谈话，一直比较艰涩、比较沉闷、比较缓慢，声音也比较低，甚至连我说话的声音都比平常低了不少。我就想象，你可能平常跟老板说笑打闹、特别亲昵的情况都很少，以至于外人根本看不出来你们俩相处得特别亲密。但是只不过会有同事碰到你们两人经常在私密的环境里，而你跟人交谈时声音低、调子慢，这种不善于沟通的特点，被同事们解读为仗着跟老板有特殊的关系，用老板的势力压他们、看不起他们，同事们对你有这样一种错觉。不知道我这样一种感觉，是不是与你自己的感觉相吻合？

来访者：我觉得这个好像比较吻合。

（咨询师根据自己在咨访关系中的反移情，推测来访者在与其他人打交道时也会给人一种无法接近的感觉，而这正是来访者与老板和同事关系不和谐的原因）

六、阻抗的识别和处理

当咨询逐渐触及来访者创伤性体验时，就容易引起来访者情感的防御。阻抗包括来访者意识层面和潜意识层面上的所有抗拒咨询的情形和因素，其本质是来访者对自我暴露和自我变化的抵抗。阻抗在咨询中可表现为：经常迟到、忘记咨询的时间、对治疗感到怀疑，或者在会谈中沉默、赘述与咨询不相关的事情、对回忆往事有困难等。

首先，咨询师要接受并承认阻抗的存在，在咨询过程中敏锐地觉察阻抗的出现。面对阻抗，咨询师需要无条件积极关注来访者，自我暴露"此时此刻"所感受到的来访者的心理活动和情感体验，积极倾听、表达真诚和接纳来访者，给来访者一个温暖、宽松、抱持的氛围，增强安全感进而减少来访者的防御。来访者自我探索的过程是艰难的，面对复杂的个人问题，来访者会惧怕或退缩；同时，改变带来的快乐感是陌生的，改变也意味着一种未知的恐惧。因此，待在原来的痛苦中，至少对这痛苦，来访者是熟悉的，也有习惯化的一套蹩脚的应对措施，这样就是安全的。为了增强来访者改变的动机，咨询师还需要善于发现来访者的闪光点，找出例外事件，并给予肯定，让来访者感受到自我价值的提升，增强来访者的正面体验。当咨询师发现阻抗的存在后，在向来访者解释阻抗时切忌操之过急，需要先与来访者讨论当下的情感反应，使来访者意识到阻抗的存在，在来访者承认阻抗后，再向来访者解释阻抗背后的意义。

另外，咨询师还要反思阻抗的出现是否源于自己未解决的个人情结问题。如果问题影响较轻，则可先搁置一边；如果问题影响较重，则需要坦诚地告诉来访者，自己的个人问题对咨询的不利影响，并共同商量来访者是否接受转诊等。而在日后，咨询师可以通过对咨询的反思、个人体验以及督导来处理个人问题，获得自我成长。

※ 【对话18】

背景：来访者是一位深陷脸红的烦恼而不能自拔的女士。

咨询师：如果你感到恐惧的话，脸会不会变红？

来访者：脸会红的。

咨询师：对，可能有人跟我说，某某女同事对我不错。但我见到她的时候，脸色一点都不红，这说明了什么？

来访者：说明你对她无所谓，你跟她没有像外界说的那样，我就是这种感觉。

咨询师：但如果我特别怕我喜欢上她，会容易脸红吗？

来访者：你怕自己喜欢上她？

咨询师：就是明明自己对她有一点喜欢，但是怕成为现实，或者超越了同事关系。

来访者：这个我说不太清楚，我的这种体会好像不是很明显的。（阻抗）

咨询师：区分这几种体会是很重要的，这有可能降低你的紧张度，也有可能提高你的紧张度。

来访者：我觉得你可能看到我吞吞吐吐，可能觉得我有……因为我还是属于比较保守，比较传统的，我在内心里面是抵制这些事情的，所以从来不想让自己……

咨询师：这就更有意义了。你用了"抵制"这个词，而且说自己是很传统、很保守的。也许正因为你的作风"特别正"，对这类的行为进行严格抵制，所以更容易脸红。（咨询师抓住来访者的语言表达进行分析）

咨询师：所以，小的时候是好学生，长大了是好员工，结了婚是好太太，有了小孩是好母亲，这样一个一直好的人，脑子里哪能有那样一些杂念出现？哪怕偶尔出现都不行。

来访者：我想可能就是因为我否认我喜欢一些男领导。其实我内心深处喜欢成功的人，因为他们具有独特的人格魅力和领导艺术，所以对我肯定具有一点点吸引力。（阻抗解决，表露真实情感）

第三节　心理咨询结束阶段的技术

在心理咨询过程中，结束阶段是不可或缺的。由于咨询关系是一种积极的人际关系，当要结束这种有意义的关系时，咨访双方都需要一定的时间来做准备。咨询师不可能始终成为来访者的拐杖，而来访者通过咨询也要迈向成熟阶段，渴望展翅高飞。在咨询的结束阶段，如何处理咨访关系的分离，如何巩固和保持已经取得的效果，如何帮助来访者在咨询室以外的环境中运用已经收获的技巧，这些都是需要重点考虑的问题。

此外，在整个咨询过程中，为来访者保密、提前告知治疗的限度和自己的能力、避免与当事人发展治疗以外的双重关系等职业道德问题也是必须关注的。而要对当事人进行无害的帮助，除了专业技术的培养，经验的积累以外，还有赖于心理咨询师的职业操守。

一、每次咨询的结束

一般一次心理咨询的时间为 50~60 分钟。当咨询还剩 10 分钟左右时就需要开始回顾和总结这次咨询的内容，并且对以后的咨询目标和可能的咨询次数做出说明。每次咨询的过程，来访者逐渐由焦虑转向轻松，每次咨询结束前又产生对咨询师的依恋和对外界某些事物或关系的害怕。有时，临近咨询结束，来访者才提到一些重要的事件并隐约表露出延长咨询时间的愿望。出现这种现象，一方面可能是咨访关系没有建立起来，来访者对咨询师不够信任，一开始只讲述了一些无关紧要的问题，把真正想解决的问题拖到了最后。另一方面，来访者希望用这种方式试探咨询师是否关心自己，或想得到额外的关注和照顾。而实际上，这种人际互动的方式可能就是来访者问题行为的反映。面对如上情况，咨询师可以诚恳地回应："我理解你现在说的这个问题很重要，可能比之前谈到的问题更重要，你心里很着急，想要快点解决。我也非常愿意帮助你，但是，今天的时间已经到了。如果你愿意，下次见面时，我希望就这个问题做充分的探讨，可以吗？"反之，满足来访者的要求，延长时间继续咨询，这样做不但不利于增进双方的信任，还容易养成来访者类似的习惯，阻碍来访者的自我成长。

二、达到咨询目标后的结束

（一）结束时机和时间安排

何时结束咨询的关系，没有统一的标准。在整个咨询过程中，咨询师和来访者都会搜集与结束咨询相关的信息。通过一段时间的咨询，咨询师会注意到来访者思维和交流技巧的水平有所提高，来访者变得更能够接纳自我。另外，来访者焦虑、恐惧的减轻，解决问题的能力提高，或者高兴地向咨询师说出来自他人的评价，如"我爱人说我最近不发脾气了""老师最近在同学们面前表扬我了"，话题也开始转向将来的打算，等等，这些都说明结束的时机到了。

如果来访者先提出结束咨询，咨询师就必须判断，这是一种阻抗还是真的到了该结束咨询的时候。若是阻抗，咨询师就要继续给来访者提供一个抱持性的环境，促进来访者的自我觉察和自我成长。若确实到了结束咨询的时候，咨询师应向来访者表示："是的，似乎我们该结束咨询了。"另一种情况是，咨询师提议可以结束咨询了，但来访者还想继续咨询下去。如果已达到咨询目标，只是来访者有新的问题需要解决，那么，咨询师就要和来访者协商结束这一段咨询，然后再商定一个时间来对新的问题进行深入的探讨，开始一段新的咨询历程。如果来访者并未有新的困惑产生，那么，咨询师就应意识到来访者的依赖问题可能尚未处理好，这时咨询师就需要重新审视咨访关系，调整咨询策略，继续心理咨询。

不过，真正的结束时间还需要咨访双方进行充分的协商。咨询师应当在最后一次会谈的前几次咨询就开始讨论结束的话题，为最后的终止做准备。以下就是两种结束咨询的方法：

1. 循序渐进法

循序渐进法是指咨询师和来访者商定逐渐减少咨询次数以结束咨询的方法。一般而言，咨询次数会从一周一次逐渐改为两周一次，根据情况再改为一个月一次，然后两个月一次等；看看休整期内来访者能否适应现实生活，而逐渐结束咨询。

2. 体验分离法

体验分离法是指咨询师和来访者协商中断几个月的咨询之后再继续几次咨询，然后结束咨询的方法。也就是说，让来访者接受一时的分离体验。在中断咨询期间，来访者的"没有咨询师的帮助我也能做好"的想法使来访者可能不再继续咨询了。有的时候，来访者以各种理由说抽不出时间而不来咨询的情况也会发生。这些情况都是可以接受的，不一定要将其解释为来访者的"阻抗"。

（二）结束阶段的工作目标

1. 对情绪的处理

咨询师与来访者都会体验到因咨询关系结束而引发的失落、沮丧等情感。咨询师可能因为对治疗的效果不满意或在意识或潜意识中对来访者的治疗怀有内疚感，而不愿结束咨询。有时，对来访者的感情和咨询的成功带给咨询师的优越感、满足感也可能使咨询师不能正确判断结束的时机。因此咨询师必须有良好的自我觉察，仔细审查自己的内心情感对咨询的影响；而很多来访者都对分离和咨询结束后他们该怎样应付感到焦虑。他们一方面觉得自己更有能力了，另一方面又对自己能否单独处理问题心存疑虑。咨询师可以和来访者坦诚地讨论这些对未来的感受，关注如何更好地保持所学习到的技巧；同时，关注来访者挥之不去的疑虑。也有一些来访者会很自信，对未来可能出现的问题有心理准备，觉得自己能单独应对，这表明咨询工作已经圆满结束。咨询师可以通过分享自己的一些感受人性化地结束咨询，比如，"我很欣赏你直面自身处境的勇气"或"我为你的进步感到高兴"。

2. 阻止和修复症状的反复

结束阶段，来访者通常会出现症状的反复并再次出现与咨询师互动中曾有过的移情模式。如果这种情况发生，咨询师不必感到惊讶或过度沮丧，这种情况正好是帮助来访者练习新掌握的技能和知识的机会。咨询师可以和来访者进行角色扮演，模拟面临那些问题时，来访者应该怎么去解决。咨询师还可以预见未来可能面临的困难，或者识别那些高危情境——那些来访者可能会受挫或者不能有效应用所学习到的技巧的情境。如果可能的话，咨询师可以给来访者提供一些症状修复的建议。这样，来访者的症状出现了一次反复，他们仍然可以参考咨询师的建议而有所改变，不至于回到最初的状态。

3. 回顾进步并总结

在最后一次咨询中，咨询师和来访者可以回顾一下来访者的进步，对来访者已经取得的变化给予支持性鼓励，进而讨论并商定在咨询结束后保持甚至促进来访者进一步变化的途径。而且，咨询师可以强调：来访者持续关注他们能否很好地应用咨询中所学习到的技巧是多么的重要，也要告诉来访者在咨询结束后仍然应该继续学习和领悟。另外，咨询师可以对咨询经验中的主要事件加以总结，并与来访者的现状相联系。这一过程是帮助来访者对自己目前的状态与咨询之前的状态进行比较，使他们更多地去体会和反思自己的成长与发展。咨询师也可以请来访者总结他们为什么来咨询，在咨询中他们在自我成长经历中收获了什么。这样做有助于来访者带着成就感结束咨询，也可以帮助来访者将来对自我进行探索，更新对自己的认识。

三、因转介而结束的咨询

转介是咨询师忠于工作和负责任的表现，是咨询师的职业道德要求。当来访者的问题超出了咨询师的能力范围，或由于咨询师的个人因素等无法再给来访者提供咨询服务时，咨询师就需要与来访者协商是否愿意转介，以帮助来访者获得最佳的咨询和治疗时间。在具体的咨询情况中，转介的原因可能是多种多样的，以下就将从来访者和咨询师这两方面的因素来讲讲可能需要转介的情况。

（一）来访者方面的因素

1. 来访者的问题超出心理咨询的范畴

在咨询的初期评估中，若发现来访者属于重度心理障碍或精神病性的问题，就需要与来访者或其亲友协商结束咨询。建议来访者转到专业的心理咨询师或精神科医生那里接受进一步的咨询、诊断和治疗，待病情减轻并稳定后，来访者的心智各方面适合心理咨询时，再重新进行心理辅导。

2. 来访者方面的客观因素

在心理咨询过程中，来访者因转学、工作变动等迁徙异地，或者因经济支付能力下降等，也会中止咨询或转换咨询师。此外，来访者如果是咨询师的朋友、亲人等具有双重关系的人，也需要转介给其他咨询师。

（二）咨询师方面的因素

1. 专业能力不够

没有一个咨询师是没有个人专业水准极限和工作经验边界的。咨询师一旦遇到较为棘手的问题或超出了个人相关知识、理论技术、临床经验等局限而不得不中止心理咨询时，就需要运用转介。这时，咨询师可以婉转、真诚、坦白地告诉来访者自己不适合继续进行咨询，但认识比自己专业能力更强或更适合的咨询师，而且对方也表示非常愿意提供帮助，与来访者商量是否同意转介。而且，将自己无力处理的个案转出去，可以避免逞能带来的责任事故，也是对咨询师自身的一种保护。

2. 咨询师的其他原因

当咨询师工作变动或较长时间不能进行咨询工作等客观原因存在时，需征求来访者意见并说明理由，之后提出转介。咨询师自己的个人心理问题未解决，不愿意接纳来访者或评估自己可能因触动内心情结而造成对来访者的伤害时，也需要与来访者商讨转介的必要性。

值得注意的是，因为转介而结束咨询关系，这样的分离容易使来访者产生新的问题，因此咨询师需要给予共情、倾听等陪伴来访者，在结束咨询关系后，再建议来访者求助新的咨询师。有的来访者可能出现后来又找原来的咨询师的情况，或者同时接受两位咨询师的咨询。这就需要咨询师引导来访者探讨这种咨询行为背后的原因，并说明这样的方式有违伦理的原则，而且对来访者的自我成长不利。

转介前后，咨询师应提供来访者的咨询记录，开具转介通知单，做好转介工作的相关记录，以利于转介的后续咨询辅导和治疗工作。转介成功后，咨询师应根据转介后的具体情况，适度进行定期或不定期追踪，了解当事人转介后的有关情况。

参考文献

[1] 郑希付，刘学兰 . 社区心理咨询与研究 [M]. 广州：暨南大学出版社，2016.

[2] 刘义林 . 社区心理援助师 [M]. 北京：军事医学科学出版社，2015.

[3] 杨凤池 . 社区心理卫生工作者指导手册 [M]. 北京：中央广播电视大学出版社，2014.

[4] 郭亨杰 . 社区心理教育入门 [M]. 合肥：安徽人民出版社，2008.

[5] 赵敏，杨凤池 . 中国社区心理疾患防治 心理健康促进理论与实践 [M]. 上海：上海交通大学出版社，2013.

[6] 梁小平，吴斌 . 精神心理疾病社区管理 [M]. 西安：陕西科学技术出版社，2018.

[7] 潘孝富 . 社区老年人心理健康服务体系建构研究 [M]. 北京：知识产权出版社，2019.

[8] 桑标 . 社区青少年心理研究 [M]. 上海：华东理工大学出版社，2006.

[9] 江卫东 . 低阻抗意念导入疗法：TIP 技术 [M]. 北京：中国中医药出版社，2011.

[10] 刘义林 . 社区心理医生 [M]. 北京：清华大学出版社，2018.

[11] 岳晓东，刘义林 . 社区心理咨询 [M]. 北京：清华大学出版社，2017.

[12] 黄远春 . 社区心理教育 [M]. 北京：人民日报出版社，2016.

[13] 王焕斌 . 社区心理工作手册 突发公共卫生事件心理援助问答 [M]. 北京：台海出版社，2020.

[14] 杨晓星 . 社区心理培育对"健康河北 2030 规划"目标实现的价值研究 [M]. 青岛：中国海洋大学出版社，2018.